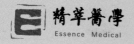

精華醫學
Essence Medical
医学精萃系列

# 实用产科超声检查手册

# Practical Obstetric Ultrasound Examination Manual

王海燕　谷晓芬　编写



化学工业出版社
·北京·

本书由多年在基层一线从事超声检查工作的医师编写，作者深入地了解基层超声筛查工作的特点，编写中体现了由表及里、由浅入深、由宏观到微观的检查思路，通过妊娠不同时期、多胎妊娠、胎儿附属物、妊娠盆腔等的超声表现，结合大量病例，通俗易懂地向读者讲述了产科超声筛查中标准切片的获取、认读、异常的识别。

本书实用性强，将对超声科、产科医师提高胎儿超声筛查工作的认识有所帮助。

## 图书在版编目（CIP）数据

实用产科超声检查手册／王海燕，谷晓芬编写 . —北京：化学工业出版社，2019.3

（医学精萃系列）

ISBN 978-7-122-33897-6

Ⅰ.①实… Ⅱ.①王…②谷… Ⅲ.①产科病－超声波诊断－手册 Ⅳ.① R714.04-62

中国版本图书馆 CIP 数据核字（2019）第 027976 号

责任编辑：杨燕玲　　　　　　　　　　　装帧设计：史利平
责任校对：边　涛

出版发行：化学工业出版社（北京市东城区青年湖南街 13 号　邮政编码 100011）
印　　装：北京瑞禾彩色印刷有限公司
880mm×1230mm　1/32　印张 6¼　字数 143 千字　2019 年 6 月北京第 1 版第 1 次印刷

购书咨询：010-64518888　　售后服务：010-64518899
网　　址：http://www.cip.com.cn
凡购买本书，如有缺损质量问题，本社销售中心负责调换。

定　价：59.00 元

# 序

　　"保障母婴健康"是 21 世纪妇产医学领域的重要研究任务。我国作为发展中国家的人口大国，胎儿畸形产前超声筛查工作面临巨大挑战，特别是基层医院任务艰巨而繁重。因此，借鉴国际、总结和推广适合我国国情的产前诊断技术，尽快使基层医院超声医师掌握实用、有效的筛查技术和诊断技巧，对广大基层妇幼保健院和助产机构尤为重要。

　　本手册作者所在北京市昌平区妇幼保健院自 2007 年至今，完成了 10 余万例孕妇的胎儿畸形筛查，积累了丰富的产前超声诊断经验和大量临床技术资料，这其中凝聚了作者大量的心血和智慧。作者虽为二级医院的中青年医师，但在实践中不畏艰苦，肯于钻研，勤于总结，有一颗年轻而积极进取的心，这种学术精神难能可贵。

　　《实用产科超声检查手册》以简洁、实用的形式，涵盖了自早期妊娠至晚期妊娠胎儿发育的正常及异常图片，并着重对产前筛查时期的正常结构进行了详细阐述，可供业界同行参考。同时，对于年轻的工作者，也希望各位同行专家不吝赐教，提出宝贵意见和建议，共同帮助基层医生成长和提高。

　　最后，希望本手册的出版能促进基层妇幼保健院以及助产机构医生间的学术交流，共同切磋产前检查技巧和诊断经验，为我国实现"优生优育，提高出生人口素质"的大目标做出更多贡献！

姜玉新　教授

中华医学会超声医学分会　主任委员

2019 年 1 月

# 前　言

近年来随着国家"二孩"政策的全面实施，降低出生缺陷发生率成为产科首要任务。目前产前超声筛查是解决该问题的首选方法，落实好此项工作不仅为家庭和社会减轻痛苦和负担，也为提高出生人口素质打下坚实基础。

广大基层医院、妇幼保健院承担起这项工作，成为整个筛查体系的中流砥柱。基层医院的特点是患者多，筛查量大，人均检查时间短，要在有限的时间内对孕妇进行全面有效的检查，并严格执行三级医院转诊制度，以明确诊断异常病例，这就要求超声医师操作规范化。

作为一名在基层工作多年的超声医师，笔者积累了一些适合基层的临床实战经验：标准切面的获取及认读是识别异常的前提条件；敏锐的观察力、判断力，行之有效的操作手法是做好产前超声筛查工作的核心；由表及里、由浅入深、由宏观到微观的检查思路尤为重要。现将经验总结提炼形成手册，以期对基层从事产前超声筛查工作的同仁有所帮助。

在此特别感谢裴秋艳教授多年来的支持与帮助，并拨冗为本手册审定。感谢昌平区妇幼保健院领导对该手册出版的大力支持。感谢笔者所在团队一直以来的辛苦付出。

由于笔者水平、经验所限，书中存在的不妥之处，敬请读者批评指正。

王海燕
2019 年 1 月

# 目　录

**第一章　早期妊娠**………………………………………… 1

第一节　正常早期妊娠超声表现 ……………………………… 1
第二节　异常早期妊娠超声表现 ……………………………… 12
一、早期流产的超声表现 …………………………………… 12
二、异位妊娠超声表现 ……………………………………… 24
三、妊娠滋养细胞疾病超声表现 …………………………… 47
第三节　畸形子宫妊娠超声表现 ……………………………… 53
一、双子宫妊娠 ……………………………………………… 54
二、双角子宫妊娠 …………………………………………… 56
三、纵隔子宫妊娠 …………………………………………… 58
四、残角子宫妊娠 …………………………………………… 58
第四节　妊娠 11 ～ 13 周 $^{+6}$ 胎儿畸形筛查 ………………… 63

**第二章　中期妊娠**………………………………………… 73

第一节　妊娠 20 ～ 24 周 $^{+6}$ 超声表现 ……………………… 73
第二节　胎儿二维超声心动图检查 …………………………… 87
一、胎儿二维超声心动图的检查方法 ……………………… 87
二、胎儿二维超声心动图检查基本切面 …………………… 89
三、正常胎儿二维超声心动图的操作技巧与观察方法 … 100
第三节　正常胎儿多普勒超声心动图表现 …………………… 102
一、二尖瓣与三尖瓣血流频谱 …………………………… 103
二、主动脉瓣口与肺动脉瓣口血流频谱 ………………… 104

三、肺动脉分支血流频谱 …………………………… 104

四、肺静脉与上、下腔静脉血流频谱 …………………… 106

五、卵圆孔血流频谱 ………………………………… 106

六、主动脉弓与动脉导管弓血流频谱 …………………… 110

七、静脉导管血流频谱 ……………………………… 111

八、M型超声心动图观察心率及心律 …………………… 111

**第三章　晚期妊娠**………………………………………… **112**

一、小于孕龄儿 …………………………………… 113

二、影响胎儿生长因素 ……………………………… 114

三、胎儿生长受限（FGR或IUCR） ………………… 114

四、巨大胎儿 ……………………………………… 119

**第四章　多胎妊娠**………………………………………… **120**

附：双胎输血综合征 ………………………………… 127

**第五章　胎儿附属物超声表现**…………………………… **130**

第一节　胎盘 …………………………………………… 130

一、正常胎盘超声解剖 ……………………………… 130

二、胎盘异常 ……………………………………… 132

第二节　脐带 …………………………………………… 154

一、正常脐带 ……………………………………… 154

二、脐动脉血流 …………………………………… 156

三、单脐动脐 ……………………………………… 158

四、脐带囊肿 ……………………………………… 160

五、脐静脉血栓 …………………………………… 161

六、脐带赘生物 …………………………………………… 161

七、脐静脉扩张 …………………………………………… 165

八、脐带打结 ……………………………………………… 165

九、脐带扭转 ……………………………………………… 166

十、脐带附着异常 ………………………………………… 166

第三节　羊水 ……………………………………………… 167

一、羊水多 ………………………………………………… 167

二、羊水少 ………………………………………………… 169

第六章　妊娠盆腔异常超声表现 ……………………… 171

第一节　妊娠伴宫腔内异常回声 ………………………… 171

一、羊膜嵴 ………………………………………………… 171

二、羊膜带 ………………………………………………… 174

三、带器妊娠 ……………………………………………… 174

第二节　妊娠合并盆腔肿物 ……………………………… 176

一、妊娠合并子宫肌瘤 …………………………………… 176

二、妊娠合并卵巢肿物 …………………………………… 178

第三节　宫颈机能不全超声表现 ………………………… 181

一、子宫颈长度 …………………………………………… 181

二、超声图像特征 ………………………………………… 181

参考文献 …………………………………………………… 187

# 第一章
# 早 期 妊 娠

1

## 第一节　正常早期妊娠超声表现

妊娠第 13 周末以前为早期妊娠。早期妊娠的超声检查可经腹，也可经阴道检查。若经腹检查不满意时，可进一步经阴道或会阴检查。早孕期超声检查的目的是通过观察妊娠囊、羊膜囊、卵黄囊、胚外体腔、胚芽及原始心管搏动等判断是否正常，了解有无妊娠并发症，评价胎儿生命状态，确定是否多胎妊娠。

妊娠囊是超声首先发现的妊娠标志（图 1-1-1）。随着超声诊断仪器分辨率的不断提高，观察到子宫内妊娠囊的时间也不断提前，经腹超声一般在停经后 5 ～ 6 周可发现妊娠囊，而经阴道超声则更早看到妊娠囊（图 1-1-2）。超声发现极早期的妊娠囊表现为中央极小的无回声区（绒毛腔），小无回声区周边有一完整的、厚度均匀的高回声，这一高回声壁由正在发育的绒毛与邻近的蜕膜组成。观察卵黄囊是否显示及胚胎情况。早孕期头臀长估测孕龄最准确（表 1-1-1）。如未见到胚芽时，用妊娠囊平均内径估测孕龄，此方法适用于孕 7 周前。

妊娠囊平均内径（MSD）＝（纵径＋横径＋前后径）/3

孕龄（天数）＝ MSD（mm）+30

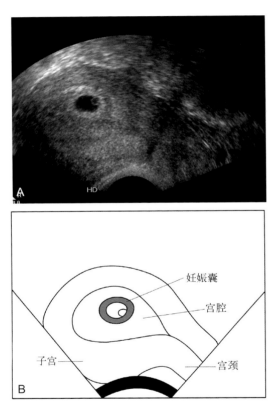

图 1-1-1　停经 5 周 [+5]，宫腔内显示妊娠囊及卵黄囊结构

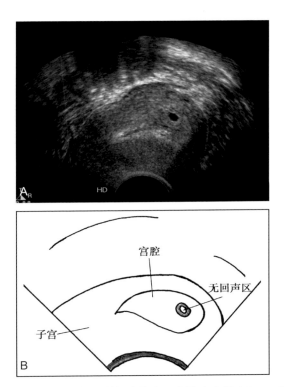

图 1-1-2 停经 5 周，经阴道超声检查，宫腔内直径 3.0mm 无回声区

表 1-1-1  孕龄与平均妊娠囊径线、头臀长及 HCG 关系表

| 妊娠龄 | | 妊娠囊 /mm | CRL /mm | HCG 值／(IU/L) | |
|---|---|---|---|---|---|
| 天 | 周 | | | 均数 | 范围 |
| 30 | 4.3 | | | | |
| 31 | 4.4 | | | | |
| 32 | 4.6 | 3 | | 1.71 | (1050～2800) |
| 33 | 4.7 | 4 | | 2.32 | (1440～3760) |
| 34 | 4.9 | 5 | | 3.1 | (1940～4980) |
| 35 | 5.0 | 5.5 | | 4.09 | (2580～6530) |
| 36 | 5.1 | 6 | | 5.34 | (3400～8450) |
| 37 | 5.3 | 7 | | 6.88 | (4420～10810) |
| 38 | 5.4 | 8 | | 8.77 | (5680～13660) |
| 39 | 5.6 | 9 | | 11.04 | (7220～17050) |
| 40 | 5.7 | 10 | 2 | 13.73 | (9050～21040) |
| 41 | 5.9 | 11 | 3 | 15.3 | (10140～23340) |
| 42 | 6.0 | 12 | 3.5 | 16.87 | (11230～25640) |
| 43 | 6.1 | 13 | 4 | 20.48 | (13750～30880) |
| 44 | 6.3 | 14 | 5 | 24.56 | (16650～36750) |
| 45 | 6.4 | 15 | 6 | 29.11 | (19910～43220) |
| 46 | 6.6 | 16 | 7 | 34.1 | (25530～50210) |
| 47 | 6.7 | 17 | 8 | 39.46 | (27470～57640) |
| 48 | 6.9 | 18 | 9 | 45.12 | (31700～65380) |
| 49 | 7.0 | 19 | 9.5 | 50.97 | (36130～73280) |
| 50 | 7.1 | 20 | 10 | 56.9 | (40700～81150) |
| 51 | 7.3 | 21 | 11 | 62.76 | (45300～88790) |
| 52 | 7.4 | 22 | 12 | 68.39 | (49810～95990) |

续表

| 妊娠龄 | | 妊娠囊 | CRL | HCG 值／(IU／L) | |
|---|---|---|---|---|---|
| 天 | 周 | /mm | /mm | 均数 | 范围 |
| 53 | 7.6 | 23 | 13 | 73.64 | (54120 ～ 102540) |
| 54 | 7.7 | 24 | 14 | 78.35 | (58100 ～ 108230) |
| 55 | 7.9 | 25 | 15 | 82.37 | (61640 ～ 112870) |
| 56 | 8.0 | 26 | 16 | 85.56 | (64600 ～ 116310) |
| 57 | 8.1 | 26.5 | 17 | | |
| 58 | 8.3 | 27 | 18 | | |
| 59 | 8.4 | 28 | 19 | | |
| 60 | 8.6 | 29 | 20 | | |
| 61 | 8.7 | 30 | 21 | | |
| 62 | 8.9 | 31 | 22 | | |
| 63 | 9.0 | 32 | 23 | | |
| 64 | 9.1 | 33 | 24 | | |
| 65 | 9.3 | 34 | 25 | | |
| 66 | 9.4 | 35 | 26 | | |
| 67 | 9.6 | 36 | 28 | | |
| 68 | 9.7 | 37 | 29 | | |
| 69 | 9.9 | 38 | 30 | | |
| 70 | 10.0 | 39 | 31 | | |
| 71 | 10.1 | 40 | 32 | | |
| 72 | 10.3 | 41 | 34 | | |
| 73 | 10.4 | 42 | 35 | | |
| 74 | 10.6 | 43 | 37 | | |
| 75 | 10.7 | 44 | 38 | | |
| 76 | 10.9 | 45 | 40 | | |

续表

| 妊娠龄 | | 妊娠囊 | CRL | HCG 值／(IU/L) | |
|---|---|---|---|---|---|
| 天 | 周 | /mm | /mm | 均数 | 范围 |
| 77 | 11.0 | 46 | 41 | | |
| 78 | 11.1 | 47 | 42 | | |
| 79 | 11.3 | 48 | 44 | | |
| 80 | 11.4 | 49 | 46 | | |
| 81 | 11.6 | 50 | 48 | | |
| 82 | 11.7 | 51 | 50 | | |
| 83 | 11.9 | 52 | 52 | | |
| 84 | 12.0 | 53 | 54 | | |

引自:Nyberg DA，Hill LM，Bohm-Velez M. Transvaginal ultrasound. St.Louis:Mosby-Year Book,1992.

　　妊娠囊各径线一律测量内径，经腹超声检查应适度充盈膀胱，避免因膀胱充盈过度致妊娠囊受压变形或膀胱空虚所造成的影响。胚胎长度（头臀长）测量时获取胚胎最长轴（图 1-1-3），勿将卵黄囊及肢体包括其内测量。

$$CRL（cm）+6.5 =孕周$$

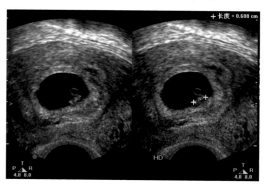

图 1-1-3　孕 6 周[+5]，宫腔内显示胎囊、卵黄囊及胚胎回声，获取胚胎最长轴，测量胚胎长度为 6.0mm

卵黄囊是妊娠囊内超声能发现的第一个解剖结构。正常妊娠时，卵黄囊呈球形，囊壁薄呈细线状强回声，中央为无回声，透声好，在孕 5～10 周，其体积不断增长，最大直径不超过 5～6mm（图 1-1-4）。孕 7 周时，卵黄囊最大直径 5mm，10 周以后，卵黄囊逐渐缩小，早孕末期，卵黄囊不再为超声检出。如卵黄囊形态饱满，大小正常，则提示胚胎发育良好。如卵黄囊变形或大小异常，往往是胚胎发生病理状况最先出现的超声征象。当经腹超声检查妊娠囊平均内径大于 20mm，而未显示卵黄囊及胚胎，应考虑发育异常。7～11 周妊娠囊内显示卵黄囊，提示胚胎正常，如此时未见或 11 周后再出现，需警惕胚胎发育不佳（图 1-1-5）。卵黄囊功能受损可能导致卵黄囊过小或不显示，羊膜囊发育不良可能导致卵黄囊过大或持续存在，卵黄囊膜代谢功能改变致分泌物增多与滞留，也可能导致卵黄囊过大。所以如果超声显示卵黄囊直径过大（≥ 10mm）（图 1-1-6)或直径过小（<3mm）（图 1-1-7）或不显示（图 1-1-8)，均提示妊娠后果不良。

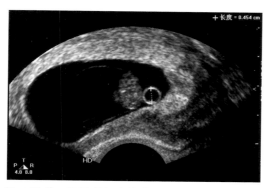

图 1-1-4　孕 8 周 [+5]，经阴道超声检查，胚胎发育正常，羊膜囊外侧显示卵黄囊回声，直径 4.5mm（++）

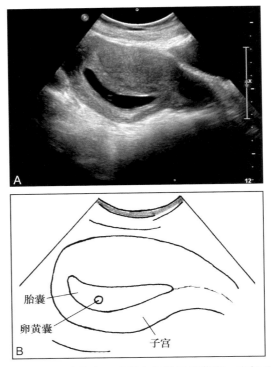

图 1-1-5　孕 13 周，胎停育。胎囊内仅显示卵黄囊，直径 2mm，未见
胎芽及心管搏动

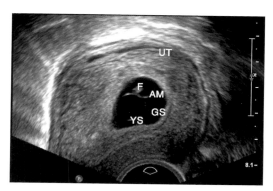

图 1-1-6　孕 8 周 $^{+4}$，妊娠囊内显示羊膜囊及停育胎芽，卵黄囊直径
10mm

UT—子宫；GS—胎囊；AM—羊膜囊；YS—卵黄囊；F—胚胎

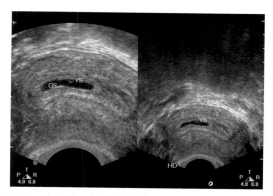

图 1-1-7　孕 7 周，妊娠囊内未显示胎芽，卵黄囊直径 1.2mm

GS—胎囊；YS—卵黄囊

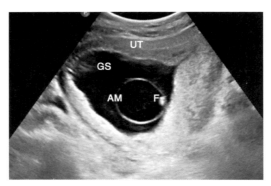

图 1-1-8　孕 11 周，妊娠囊内显示羊膜囊及停育胎芽，未见卵黄囊

GS—胎囊；AM—羊膜囊；F—胚胎；UT—子宫

　　早期羊膜囊菲薄，超声常不显示，偶可在胚胎一侧显示为膜状结构围成囊状，卵黄囊位于羊膜囊外侧（即胚外体腔，亦称绒毛膜腔）（图 1-1-9），羊膜囊在绒毛膜腔内，胚胎则位于羊膜囊内（图 1-1-10）。由于羊膜囊较绒毛膜腔增大更快，致使羊膜与绒毛膜逐渐融合（图 1-1-11），一般在孕 14 周左右羊膜与绒毛膜全部融合，胚外体腔（即绒毛膜腔）消失。

　　妊娠囊内观察到心管搏动时可确定胚胎存活，经阴道超声检查 CRL5mm 时应常规检出心管搏动，否则可考虑胚胎停育。经腹超声检查 CRL ≥ 10mm，无心管搏动为胚胎停育。早孕期，不同孕周胎心率不同。6 周以前，胎心率较慢，常为 100 ～ 115 次 / 分，以后快速增加，到 8 周时胎心率可达到 144 ～ 159 次 / 分，9 周后心率稳定在 137 ～ 144 次 / 分，心率变化极少。

　　确定妊娠胚胎数目、双胎绒毛膜性判断。早孕期是观察双胎妊娠绒毛膜囊及羊膜囊的最佳时期，经阴道超声检查显示更清晰，并为中、晚期妊娠的临床治疗提供确切依据。

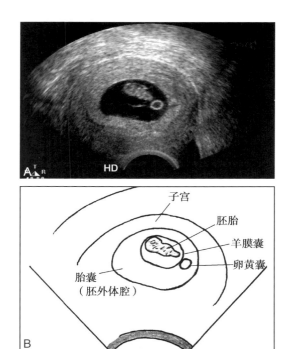

图 1-1-9　孕 7 周 $^{+5}$，宫腔内显示胎囊及胚胎回声，卵黄囊位于羊膜囊
外侧（即胚外体腔，亦称绒毛膜腔）

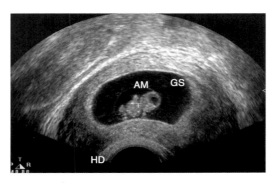

图 1-1-10　孕 8 周 $^{+3}$，宫腔内显示胎囊及胚胎回声，羊膜囊在绒毛膜腔内，
胚胎则位于羊膜囊内

GS—胎囊；AM—羊膜囊；F—胚胎

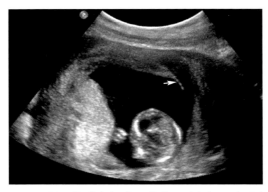

图 1-1-11　孕 12 周，羊膜囊与绒毛膜腔只剩少部分未融合（↑），胚外
　　　　　　体腔（即绒毛膜腔）未完全消失

# 第二节　异常早期妊娠超声表现

异常早期妊娠的超声表现包括早期流产、异位妊娠、妊娠滋养细胞疾病。

## 一、早期流产的超声表现

### （一）概述

早孕期出血发生率比妊娠的其他任何时期都高。据统计，约20% 的早孕孕妇发生阴道出血，其中 50% 的早孕期出血无病理意义。可引起病理性早孕期出血的病因有：流产、异位妊娠、葡萄胎、黄体破裂、卵巢囊肿、阑尾炎、肠梗阻、胆囊炎、盆腔炎等。

流产是指胎儿在没有宫外生存能力之前发生的自然丢失。发生在妊娠 12 周前称早期流产，发生在妊娠 12 周后称晚期流产。WHO 定义流产为发生在 22 孕周（154d，胎重 <500g）前的胎儿丢失。在我国流产定义为妊娠不足 28 周，胎儿体重不足 1000g 而终止妊娠者。在早期流产中，约 2/3 为隐性流产，即发生在月经期前的流产，也称生化妊娠。

## （二）病因

已知的导致自然流产的病因很多，包括子宫畸形、胚胎染色体异常、孕妇内分泌失调（黄体功能不足、严重甲状腺疾病和糖尿病）、免疫因素、孕妇宫颈机能不全、母体传染性疾病、父亲因素、环境因素、服用抗癌类药物、酗酒、外伤等。

## （三）分类

流产的主要症状为有停经史，妊娠试验阳性，阴道流血，腰背部酸痛，腹部阵发性疼痛，可分为 7 种类型。

### 1.先兆流产

**【临床表现】**

阴道流血，无腹痛或轻微下腹痛，妇科检查宫颈口未开。

**【超声表现】**

子宫、妊娠囊大小与孕周相符，妊娠囊位置可正常，亦可位于宫腔中下段，可见胚芽或胎儿及胎心搏动，宫颈内口紧闭。4% ～ 17% 的先兆流产患者可见绒毛膜下出血表现为孕囊与子宫肌壁间新月形无回声区或云雾状低回声区，边界清晰，其中70% 的绒毛膜下出血会自发消退，但出现较大范围的绒毛膜下出血的先兆流产发生胚胎停止发育或胎死宫内的风险较大，要密切超声监测（图 1-2-1，图 1-2-2）。

**【鉴别诊断】**

（1）**难免流产**　孕囊变形，无胚芽声像呈"枯萎卵"，或可见胚胎及胎儿但无明显胎心搏动，孕囊可下移至子宫下段或宫颈管内。

（2）**双胎妊娠**　先兆流产伴宫内局限性液性无回声区时需与双胎妊娠鉴别，双胎妊娠可见两个妊娠囊，形态规则，呈圆形或类圆形，周边可见强回声环，囊内可见卵黄囊、胚芽。先兆流产时宫内的局限性无回声区形状呈新月形，位于妊娠囊一侧。无回声区内无卵黄囊、胚芽。

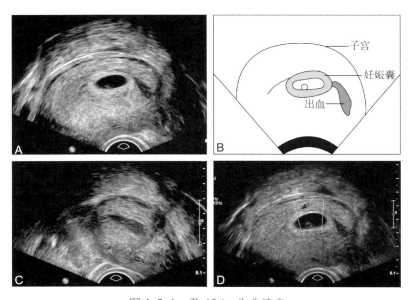

图 1-2-1　孕 46d，先兆流产

A、B. 宫体横切面，显示妊娠囊左侧少量无回声区，为出血；C. 宫体纵切面，显示无回声区呈条带状；D.CDFI 显示妊娠囊内原始心管搏动

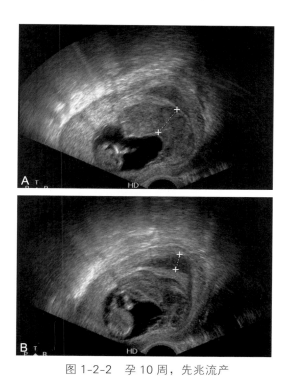

图 1-2-2 孕 10 周，先兆流产

A. 宫体横切面，显示羊膜囊下方不均质回声区厚 2.1cm，为出血表现；B. 同一切面，
显示蜕膜与宫壁间无回声区厚 1.1cm，为出血表现

2．难免流产

**【临床表现】**

阴道流血伴腹痛，有阵发宫缩，妇科检查宫颈内口已开，阴道及宫颈可见胚胎组织或胎儿。

**【超声表现】**

①妊娠囊变形，轮廓异常，囊壁欠平滑。

②经腹部超声扫查显示妊娠囊平均内径为 20mm 或以上或经阴道超声扫查显示妊娠囊平均内径为 8mm 或以上时，不能显示卵黄囊（图 1-2-3）。

④经腹部超声扫查显示妊娠囊平均内径为 25mm 或以上时，不能显示胎芽。

④经阴道扫查显示妊娠囊平均内径为 16mm 或以上时，不能显示胎心搏动。

⑤妊娠囊平均内径增长低于 0.6mm/d（正常约为 1mm/d）。

⑥间隔 5d 以上复查，妊娠囊或胚芽无明显生长，无胎心搏动，这是胚胎停止发育的重要征象，有确诊意义。

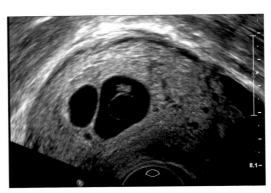

图 1-2-3　孕 60d，难免流产

宫腔内显示两个妊娠囊结构，小囊内未见卵黄囊回声；大囊内可见胚芽但无原始心管搏动

⑦ CRL>5mm 时，不能显示胎心搏动。

⑧前次检查有胎心搏动，此次胎心搏动消失。

⑨宫颈内口已开，妊娠囊可部分下移至宫颈内口或宫颈管，呈"葫芦状"（图 1-2-4）。

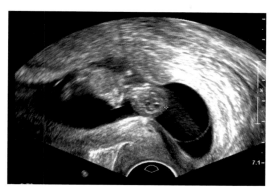

图 1-2-4　孕 11 周，难免流产

妊娠囊部分下移至宫颈管内

**【鉴别诊断】**

（1）**宫颈妊娠**　宫颈妊娠时，宫颈膨大，与宫体比例近1∶1，甚至大于宫体，宫腔内膜增厚并蜕膜化，宫颈内口闭合，胚芽可见胎心搏动。

（2）**异位妊娠**　异位妊娠宫腔内积血时需与胚胎停止发育的空妊娠囊鉴别，特别附件包块较小，经腹超声未发现时易误诊为胚胎停止发育。异位妊娠宫腔内积血无回声区周边为子宫内膜，无"双环征"。

（3）**宫内早孕**　患者平素月经不规则，超声检查暂未见胚芽，但孕囊无变形，位置正常。

3．不全流产

**【临床表现】**

妊娠囊已排出，宫腔内仍残留部分组织物及血块，初期阴道出血较多，妇科检查宫颈口可见活动性出血或组织物堵塞，影响子宫收缩，导致大量出血，甚至发生休克。

【超声表现】

不全流产（常发生于孕 8 ～ 12 周滋养细胞侵入阶段）表现为宫腔线粗细不均，宫腔内可见不均质回声团块或稍强回声团块（主要为胚芽残留物），伴出血或宫腔粘连时可合并液性无回声区，CDFI 检查不均质回声团块无明显血流信号，但相邻子宫肌层内可见局灶性血流信号，滋养层周围血流呈低阻力型流速曲线（图 1-2-5 ～图 1-2-7）。

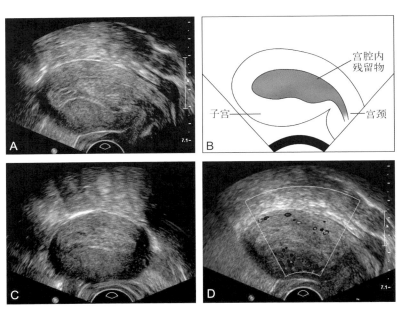

图 1-2-5　孕 50d，不全流产

A、B. 宫体纵切面，显示宫腔内残留物为不均质回声，充满宫腔；C. 宫体横切面，显示残留物回声；D.CDFI 显示不均质回声无明显血流信号

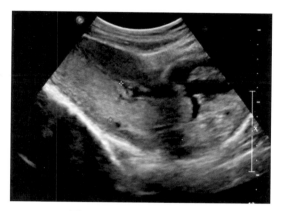

图 1-2-6 孕 76d，不全流产

宫体纵切面，显示宫腔内回声均质团块为胎盘残留

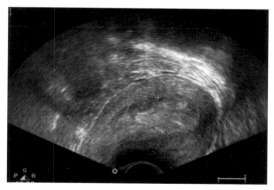

图 1-2-7 孕 47d，不全流产

子宫纵切面，显示宫腔内厚 2.6cm 不均回声

**【鉴别诊断】**

根据近期流产史及阴道不规则出血可将不全流产的宫腔内异常回声团与其他宫腔内异常病变鉴别，如子宫黏膜下肌瘤、子宫内膜息肉、子宫内膜炎、子宫内膜癌等。

（1）**子宫黏膜下肌瘤**　呈类圆形，边界清楚，CDFI 显示环绕周边走行的血流信号。

（2）**子宫内膜息肉**　呈类圆形，边界清楚，常为高回声，CDFI 显示血流信号自蒂部延伸至团块中心。

（3）**子宫内膜炎**　宫腔线连续，内膜增厚，回声增强，并见少许液性无回声区。

（4）**子宫内膜癌**　内膜不均匀增厚，常呈局灶状，可伴宫腔内积液，侵犯肌层时与肌层分界不清，CDFI 显示子宫内膜功能层或基底层无数个条状或点状彩色血流信号，RI < 0.4。

### 4. 完全流产

**【临床表现】**

阴道出血停止，宫颈口闭合，子宫缩小。

**【超声表现】**

子宫大小接近正常，宫腔内膜已呈线状，宫腔内可有少许积血声像。超声检查可以准确诊断完全流产，避免不必要的清宫（图 1-2-8、图 1-2-9）。

### 5. 稽留流产

**【临床表现】**

又称过期流产。是胚胎或胎儿已死亡滞留宫腔内未能及时自然排出者。

**【超声表现】**

子宫、孕囊及胎儿明显小于停经月份，根据发生时间及超声表现不同分为 3 种类型。

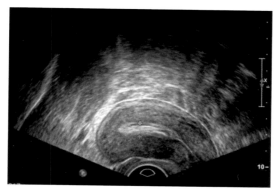

图 1-2-8 孕 40d，完全流产

子宫纵切面，宫腔内可见厚 8mm 中等回声

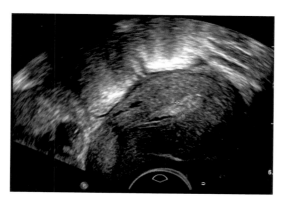

图 1-2-9 孕 51d，完全流产

子宫纵切面，宫腔内可见厚 5mm 不均回声

（1）**枯萎孕囊型** 孕囊皱缩变形，环状强回声变薄，内壁毛糙，其内未见明显卵黄囊及胚芽回声（图 1-2-10、图 1-2-11）。

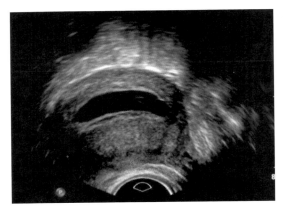

图 1-2-10 孕 52d，稽留流产

妊娠囊变形，囊内无卵黄囊及胚胎结构

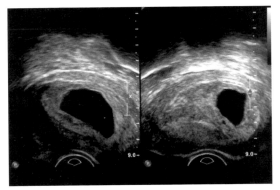

图 1-2-11 孕 61d，稽留流产

妊娠囊变形、大小与孕周不符，囊内无胚胎组织

（2）**杂乱回声型**　宫内回声杂乱，分辨不出胎囊及胎儿结构，取而代之的是点状、团状、片状回声及无回声区杂乱分布（图1-2-12、图1-2-13）。

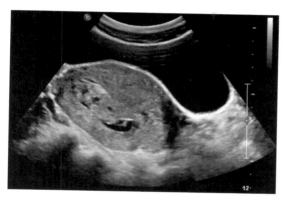

图 1-2-12　孕 64d，稽留流产
宫腔内不能显示妊娠囊结构，回声杂乱、中低不均

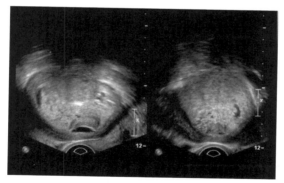

图 1-2-13　孕 64d，稽留流产
宫腔内无妊娠囊结构，可见团状不均质回声

（3）**类似水泡状胎块型**　宫内见稍低或稍强回声病灶，边界不清，其内见多个大小不等、形态不一的小无回声区相间，无胚胎组织或变形胎儿回声，胎盘回声减低，呈蜂窝状回声（图1-2-14）。

【鉴别诊断】

部分型葡萄胎妊娠囊也可较孕周小，胎儿多小于孕周或已死亡，部分胎盘绒毛呈蜂窝状改变，可见大小不等圆形液性无回声区，但异常胎盘与正常胎盘有一定分界。

6. 复发性流产

指同一性伴侣连续发生 3 次及以上的自然流产。大多数为早期流产，少数为晚期流产。

7. 流产合并感染

流产过程中，若阴道流血时间长，有组织残留于宫腔内或非法堕胎，有可能引起宫腔感染，常为厌氧菌及需氧菌混合感染。

## 二、异位妊娠超声表现

### （一）概述

各种原因引起输卵管功能性或器质性病变，使受精卵在异

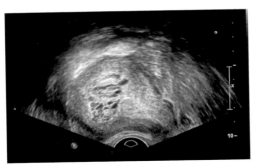

图 1-2-14　孕 55d，稽留流产

宫腔内未见妊娠囊结构，呈团状中等回声，其内可见多个大小不等无回声区

常位置种植、着床发育称为异位妊娠。包括输卵管妊娠、宫角妊娠、宫颈妊娠、剖宫产术后子宫瘢痕处妊娠、肌壁间妊娠、卵巢妊娠、腹腔妊娠及子宫残角妊娠等。输卵管妊娠占异位妊娠的95%，其中以壶腹部最多见，其次为峡部（图1-2-15）。

**（二）病因**

目前研究认为以下病因与异位妊娠有关：盆腔炎症、输卵管结核、子宫内膜异位、输卵管手术、盆腔手术、宫内节育器、性激素与避孕药、血吸虫病、辅助生育手术、受精卵游走、输卵管发育异常、子宫肌瘤、多次流产史等。

**（三）分类**

1. 输卵管妊娠

**【临床表现】**

患者可出现以下的所有临床表现或不出现其中任一临床表现：停经史、腹痛、阴道出血、晕厥等。未破裂的输卵管妊娠无明显腹痛；流产型有腹痛但不剧烈；破裂型腹痛较剧烈，伴贫血；陈旧型输卵管妊娠不规则阴道出血时间较长，曾有剧烈腹痛，后呈持续性隐痛。阴道后穹穿刺抽出不凝固血液，有助于异位妊娠的诊断。

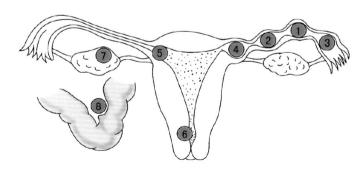

图1-2-15 异位妊娠示意图

①输卵管壶腹部妊娠；②输卵管峡部妊娠；③输卵管伞部妊娠；④输卵管间质部妊娠；⑤宫角妊娠；⑥宫颈妊娠；⑦卵巢妊娠；⑧腹腔妊娠

**【超声表现】**

输卵管妊娠的共同表现为子宫稍增大，宫腔内未见妊娠囊，子宫内膜呈蜕膜样反应，有时可见少量液体积聚宫腔内，声像图表现为小囊样结构，称假孕囊。应仔细观察与真孕囊加以区分。附件区显示包块，根据症状的轻重、结局分为 4 种类型。

（1）**未破裂型** 附件区可见类妊娠囊的环状高回声结构，内为无回声区，又称 Donut 征。在类妊娠囊的周围可显示血流流速曲线。停经 6 周以上未破裂型异位妊娠胚胎多存活，经阴道扫查常可以见到卵黄囊和胚胎，此期盆腔和腹腔多无液性无回声区（图 1-2-16 ～图 1-2-19）。

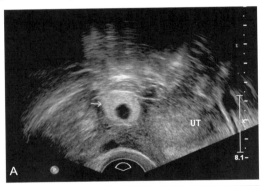

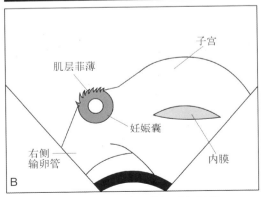

**图 1-2-16　右输卵管间质部妊娠**

A、B. 宫底横切面，显示右侧输卵管间质部妊娠囊回声，周围肌层不完整

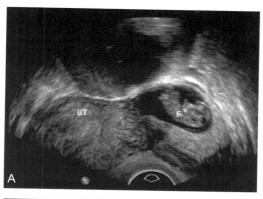

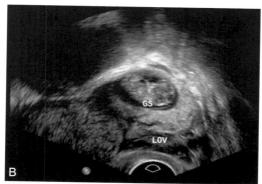

图 1-2-17 左输卵管间质部妊娠

A．宫底横切面，显示偏心妊娠囊回声，其内可见胚胎及原始心管搏动，妊娠囊周围
肌壁不完整；B．妊娠囊横切面，其后方紧邻左卵巢

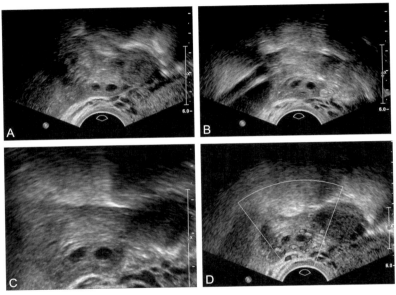

图 1-2-18　右输卵管壶腹部双胎妊娠

A. 右附件区纵切面，可见囊实性包块，内显示两个小无回声区；B. 包块横切面，边界清晰；C. 放大图像，包块绒毛结构显示更清晰；D.CDFI 显示包块周边血流信号

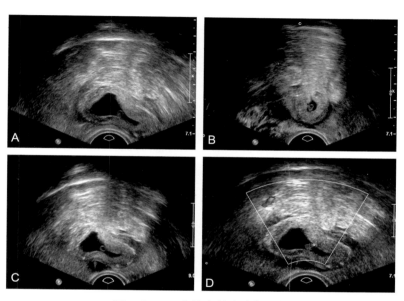

图 1-2-19　左输卵管壶腹部妊娠

A. 左附件区纵切面，显示囊实性包块，内为点状胚芽回声；B. 包块横切面，绒毛环结构更清晰显示；C. 不同切面扫查，显示包块内卵黄囊回声；D.CDFI 可见妊娠囊内原始心管搏动

（2）**流产型**　宫旁见边界不清的不规则包块，包块内部混合稍高回声和无回声区，有时仍可见 Donut 征，经阴道超声可以辨认出子宫旁、卵巢外的妊娠囊，周围包绕不规则的无回声区，呈管道样走行时有助于判断输卵管妊娠，盆腔内见液性无回声区，量较少（图 1-2-20、图 1-2-21）。

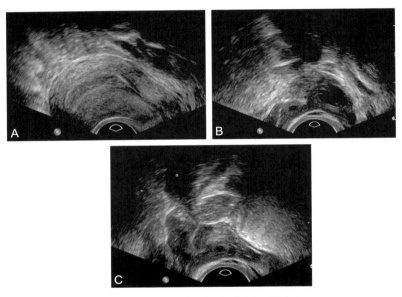

图 1-2-20　左输卵管壶腹部妊娠流产

A. 子宫纵切面，宫腔内未见妊娠囊回声；B. 左卵巢内侧可见囊实性包块，边界模糊不清，包块周边回声杂乱不均；C. 包块横切面，周围不均质回声为血块

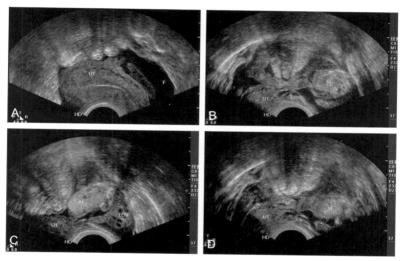

**图 1-2-21　左输卵管壶腹部妊娠流产**

A. 子宫纵切面，宫腔内未见妊娠囊回声，子宫直肠窝显示液性无回声区；B. 纵切面左附件区显示不均质回声包块；C. 包块横切面其内回声不均，位于左卵巢内侧；D. 不同切面扫查，显示包块与子宫的关系

（3）**破裂型** 宫旁包块较大，无明显边界，内部回声杂乱，难辨妊娠囊结构，盆、腹腔内大量液性无回声区（图 1-2-22）。

（4）**陈旧型** 宫旁探及实性包块，包块呈不均质中等或高回声，可有少量盆腔积液。CDFI 显示肿块内血流信号不丰富，仔细扫查常可在包块边缘显示 1 ~ 2 条血管，可记录到血流流速曲线，其表现多样，但以舒张末期出现反向血流为特征。是由于妊娠滋养细胞侵蚀局部血管形成小的假性动脉瘤所致。

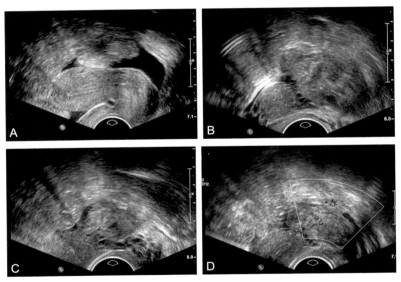

图 1-2-22　左输卵管妊娠破裂

A. 子宫纵切面，宫腔内未见妊娠囊回声，盆腔可见液性无回声区；B. 纵切面左附件区可见杂乱不均回声包块，无明显边界；C. 包块横切面，回声不均，边界不清；
D.CDFI 显示包块内点状血流信号

**【鉴别诊断】**

（1）**宫内早早孕** 早早孕时子宫稍增大，子宫内膜明显增厚，宫内未见明确妊娠囊，与输卵管妊娠的子宫声像表现一致，但附件区无明显包块回声，动态观察，宫内可出现妊娠囊回声。

（2）**难免流产** 难免流产时宫腔内孕囊变形，强回声环变薄，回声减低，与输卵管妊娠宫腔积血形成的假孕囊相似，但难免流产的孕囊内有时可见变形的卵黄囊（直径多＞7mm）及无胎心搏动的胚胎，若孕囊未剥离，周边可显示低阻力的滋养层血流，且双侧附件区未见包块回声。

（3）**黄体破裂** 黄体破裂一般无停经史，突发腹痛。超声表现子宫未见明显增大，子宫内膜无明显增厚，宫内未见明确妊娠囊，患侧卵巢增大，部分附件区可见低回声包块，对侧卵巢正常，盆腔、腹腔可见积液。

2. 宫角妊娠与间质部妊娠

**【临床表现】**

宫角妊娠是指受精卵种植在子宫角。超声检查时注意妊娠囊与子宫内膜的关系。与子宫内膜相连，为宫角妊娠；与内膜不相连为间质部妊娠。三维超声可全面立体帮助区分。区分输卵管间质部妊娠和宫角妊娠有一定难度，特别是妊娠囊较小时。超声检查显示妊娠囊位于宫角且形态正常时，应观察 1～2 周，若随子宫增大，突入宫腔内，则成为正常妊娠。若绒毛种植面位于输卵管开口处，妊娠囊向输卵管间质部方向生长，成为异位妊娠，会出现输卵管间质部妊娠相同的临床表现：破裂、腹腔内出血、失血性休克等。输卵管间质部肌层较厚，妊娠可维持至 14～16 周才发生破裂。

**【超声表现】**

宫体正中矢状切面难以显示妊娠囊，探头从正中矢状切面向宫角侧偏斜，可见妊娠囊声像，位置高；宫底横切面示一侧宫角较对侧宫角增大，向宫外凸出，该侧宫角内探及妊娠囊声像，子宫内膜在角部呈喇叭状，与妊娠囊相连通。但此时超声检查很难预测其转归，因此宫角妊娠应该是一个临时的诊断，必须动态观察 1～2 周，当妊娠囊完全突入宫腔后，可排除输卵管间质部妊娠（图 1-2-23）。

超声检查二者鉴别点：①主要鉴别要点是观察妊娠囊与子宫内膜的关系，间质部妊娠囊与子宫内膜不相连续。②宫角妊娠时，宫底横切面显示偏心妊娠囊回声，其周围有完整肌壁环绕；输卵管间质部妊娠时，宫底横切面显示偏心妊娠囊回声，

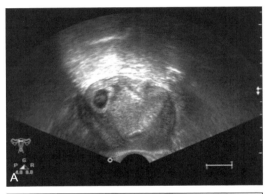

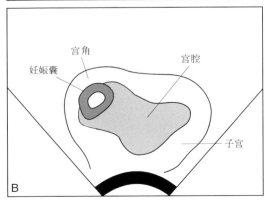

图 1-2-23　右侧宫角妊娠

A、B. 宫底横切面显示，右侧宫角偏心妊娠囊回声，其周围有完整肌壁环绕

但周围肌壁不完整，纵切面显示宫底膨隆，妊娠囊极度靠近宫底，妊娠囊上部围绕的肌层不全或消失（图 1-2-24 ～图 1-2-26）。

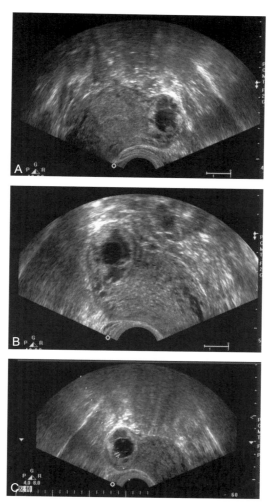

图 1-2-24 左侧间质部妊娠活胎

A. 宫底横切面，显示左侧间质部妊娠囊回声，其内可见胚芽；B. 左宫角向外纵切面扫查，显示妊娠囊结构；C.PW 可显示原始心管搏动频率

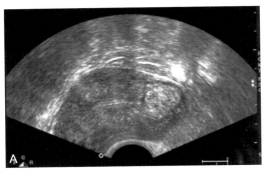

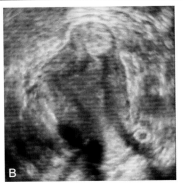

图 1-2-25　左侧间质部妊娠

A. 二维显示宫底横切面，左侧宫底膨隆、中高回声团极度靠近宫底；B. 三维图像
显示胎囊上部围绕的肌层不全

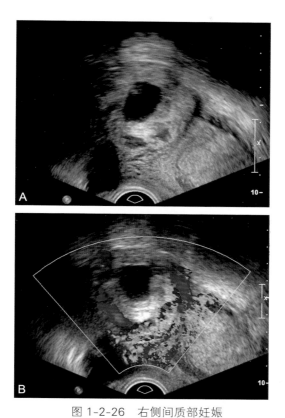

图 1-2-26 右侧间质部妊娠

A. 宫底横切面，显示右侧间质部妊娠囊回声，其内可见卵黄囊结构；B.CDFI 显示
妊娠囊周边环状血流信号

### 3.宫颈妊娠

【临床表现】

有停经史及早孕反应，阴道流血，起初为血性分泌物或少量出血，继而出现大量阴道出血。出血多在孕 5 周开始，孕 7～10 周出血常为多量。

【超声表现】

宫颈妊娠为受精卵种植在子宫颈管内，组织学内口水平以下，并在该处生长发育。超声显示子宫颈膨大，体积等于或大于子宫体，宫颈内口闭合，宫颈和宫体呈葫芦样改变，妊娠囊附着在宫颈管内。CDFI 显示宫颈肌层血管扩张，血流异常丰富，可见滋养层周围血流，宫颈内口闭合（图 1-2-27）。早早孕时期，宫颈增大不明显，而缺乏葫芦样声像特征。

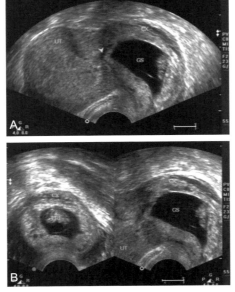

图 1-2-27　宫颈妊娠

A.纵切面宫颈膨大，内显示妊娠囊结构，可见胚芽及原始心管搏动，宫颈内口闭合；

B.左图宫颈横切面，显示胚胎头臀长度；右图宫颈纵切面，显示妊娠囊最大长径

**【鉴别诊断】**

宫颈妊娠容易与难免流产孕囊脱落至宫颈管混淆。难免流产时宫腔内孕囊变形、下移，胚胎无胎心搏动，宫颈大小正常，宫颈内口张开，宫颈肌层无异常血流信号。

4.剖宫产术后子宫瘢痕处妊娠

**【临床表现】**

患者有剖宫产史，有停经、早孕反应及阴道流血等。临床症状与宫颈妊娠及难免流产相似，容易误诊。

**【超声表现】**

特征为宫腔及宫颈管内无妊娠囊，宫颈管为正常形态，内、外口紧闭，子宫峡部可向前突出，于子宫前壁下段切口部位显示妊娠囊样结构或显示不均质杂乱回声结构，该处子宫肌层变薄，分为两种类型：Ⅰ型从瘢痕妊娠处向内生长（图1-2-28～图1-2-30）；Ⅱ型是妊娠囊从瘢痕处向浆膜层、膀胱处向外生长（图1-2-31、图1-2-32）。CDFI显示局部肌层血流信号异常丰富，可显示高速低阻力的血流流速曲线，胚胎存活时可见胎心搏动的闪烁血流信号。

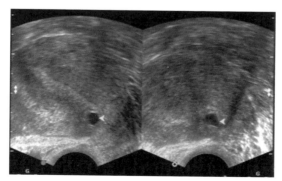

图1-2-28 Ⅰ型剖宫产术后子宫瘢痕处妊娠

左图为子宫纵切面显示妊娠囊种植于瘢痕处；右图显示妊娠囊横切

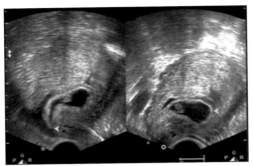

**图 1-2-29 I 型剖宫产术后子宫瘢痕处妊娠活胎**

左图为子宫纵切面显示妊娠囊下缘种植切口内、靠近浆膜层；右图显示妊娠囊上方向宫腔方向生长，内见胚芽回声

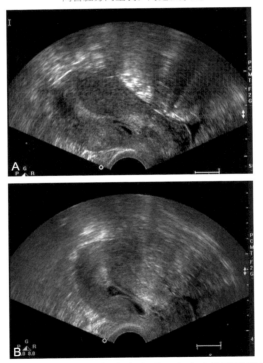

**图 1-2-30 I 型剖宫产术后子宫瘢痕处双胎妊娠**

A. 子宫纵切面，前壁下段瘢痕处，显示两个周边增强无回声结构；B. 同一病例，1周后复查，子宫纵切面瘢痕处，显示两个妊娠囊结构、内均可见卵黄囊回声

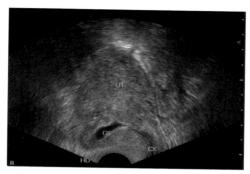

图 1-2-31 Ⅱ型剖宫产术后子宫瘢痕处妊娠

子宫纵切面，前壁下段外凸，内显示妊娠囊及卵黄囊回声

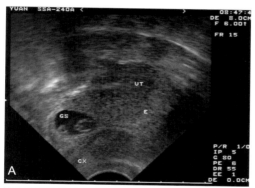

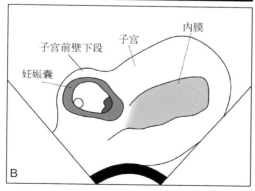

图 1-2-32 Ⅱ型剖宫产术后子宫瘢痕处妊娠

A、B. 子宫纵切面，形态失常，前壁下段外凸，内显示妊娠囊结构，其内可见卵黄囊

**【鉴别诊断】**

（1）**难免流产** 宫腔内妊娠囊变形、下移，妊娠囊位于宫腔或宫颈管内，宫颈内口可处于张开状态，妊娠囊周围肌层厚度正常，CDFI 显示宫颈无异常血流信号。

（2）**宫颈妊娠** 宫颈膨大，宫颈管内见妊娠囊结构，宫颈内口闭合，子宫峡部不突出。

### 5.卵巢妊娠

**【临床表现】**

与输卵管妊娠表现相似，同样有停经，腹痛，阴道出血，腹腔内出血，腹部压痛、反跳痛，阴道后穹触痛等，临床上很难区分，但卵巢妊娠症状中，体征出现较早。

**【超声表现】**

卵巢妊娠较少见。卵巢妊娠未破裂时超声可见一侧卵巢增大，向外凸起包块，内可显示妊娠囊样环状高回声结构，内为小无回声区；同侧与对侧输卵管未见异常，要与黄体囊肿鉴别。破裂后形成混合回声包块，则与输卵管妊娠破裂难以鉴别（图 1-2-33 ～图 1-2-35）。

**【鉴别诊断】**

未破裂型输卵管妊娠包块位于卵巢旁。卵巢妊娠破裂后与输卵管妊娠破裂难以鉴别，但输卵管妊娠破裂后经阴道超声检查，部分卵巢未被包裹者能显示正常卵巢，卵巢妊娠则很难显示卵巢回声。

### 6.腹腔妊娠

**【临床表现】**

患者常呈贫血貌，早期妊娠时突然腹部剧痛或伴有少量阴道出血病史。如存活至足月，检查时可较清楚探查到胎儿肢体，却难以扫查到子宫轮廓，胎心搏动十分清晰。

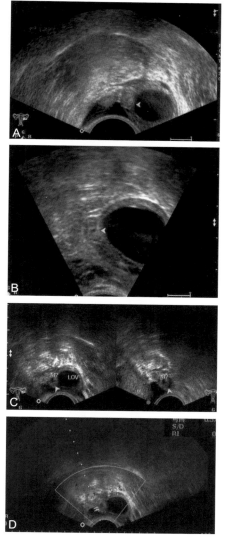

图 1-2-33　左侧卵巢妊娠

A. 左卵巢内近边缘可见包块，呈环状高回声结构，中心可见小无回声区，卵巢白膜稍外凸；B.4h 后观察，该包块未见明显改变；C.3d 后观察，左卵巢内近边缘环状高回声结构显示清晰，内无回声区较前增大，包块外凸明显，左图为包块横切面；右图为包块纵切面；D.PW 测量包块周边血流呈低阻力型流速曲线，RI：0.58

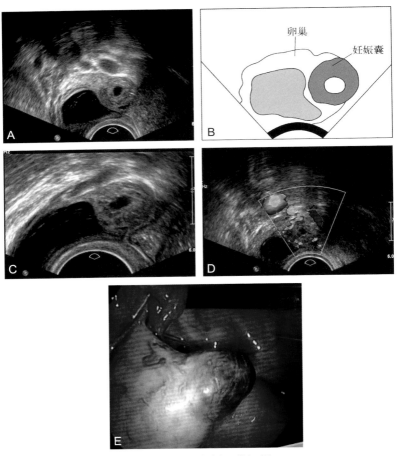

图 1-2-34　左侧卵巢妊娠

A、B. 左卵巢内可见黄体囊肿，囊肿上方向外侧边缘膨出囊实性包块，卵巢白膜完整连续；C. 放大图像，囊实性包块更清晰；D.CDFI 显示包块周边丰富滋养血流信号；E. 术中所见，左卵巢白膜完整，包块隆起于白膜下方，呈深紫蓝色

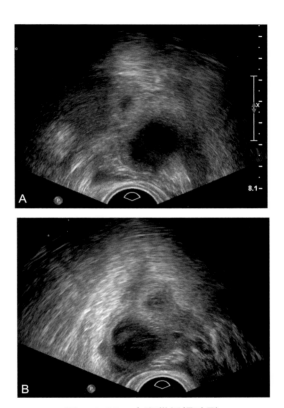

图 1-2-35　右卵巢妊娠破裂

A.右侧卵巢内可见黄体囊肿，卵巢表面膨出包块，边界不清；B.包块横切面，其内显示卵黄囊回声，周边杂乱不均回声为血块

**【超声表现】**

宫腔内无妊娠囊回声，或中晚孕期宫颈纵切面难以显示宫颈与宫体肌壁形成的倒喇叭口图像。早期腹腔妊娠较难定位，因为妊娠囊可以异位到腹腔内任何部位；较大孕周的腹腔妊娠囊或羊膜囊周围无光滑而较厚的低回声子宫肌壁包绕。中期妊娠后扫查胎儿与孕妇腹壁相贴近。若胎儿死亡，胎体边界不清晰；由于羊水量不足，胎盘多处粘连及部分为肠管覆盖，胎盘呈境界不清的不均质性肿块回声。

**【鉴别诊断】**

① 早期腹腔妊娠与输卵管妊娠不易鉴别。

② 残角子宫妊娠，较大孕周的残角子宫妊娠由于妊娠囊周边的低回声肌层菲薄，难以与腹腔妊娠时妊娠囊周边的腹膜、大网膜包裹鉴别，易误诊为腹腔妊娠。但残角子宫妊娠包块经多切面扫查还是能够显示其与子宫相连，腹腔妊娠包块不与子宫相连。

7. 宫腔内外同时妊娠

现由于用药刺激多，宫腔内外同时妊娠机会虽小，但也应提高警惕。即使宫内看到妊娠囊，对双侧附件区也应进行仔细检查（图 1-2-36）。

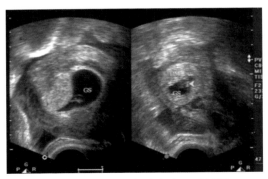

图 1-2-36　宫腔内外同时妊娠

左图显示宫腔内妊娠囊结构，其内可见卵黄囊及原始心管搏动；右图左附件区见囊实性包块，横切面显示包块内见胚芽及原始心管搏动

## 三、妊娠滋养细胞疾病超声表现

### （一）概述

妊娠滋养细胞疾病是一组来源于胎盘滋养细胞的疾病。组织学根据形态特征将其分为葡萄胎、侵蚀性葡萄胎、绒毛膜癌及胎盘部位滋养细胞肿瘤等。

### （二）病因

由于妊娠滋养层异常增殖所致。

### （三）分类

#### 1. 葡萄胎

【概述】

胚胎外层滋养细胞过度增殖，绒毛水肿变性。大体观病变成水泡状，似葡萄串珠，故称葡萄胎，是最常见的良性妊娠滋养叶疾病。根据有无正常绒毛及胚胎成分，分为部分性与完全性葡萄胎。大多数为完全性葡萄胎，且具有较高恶变率；少数为部分性葡萄胎，恶变率罕见。葡萄胎滋养细胞增生产生大量绒毛膜促性腺激素刺激卵巢形成黄素化囊肿。完全性葡萄胎宫内无胎儿组织发育，代之以过度增殖的妊娠滋养细胞形成的水泡状物，部分性葡萄胎胎盘滋养细胞中度增殖，水泡状病变是局灶性的，可同正常胎盘绒毛细胞相互掺杂，宫内可有发育良好或染色体异常的胎儿组织。

【临床表现】

完全性葡萄胎常有妊娠剧烈呕吐、甲状腺功能亢进、阴道出血等症状。有时可有小水泡样物排出。查体子宫大于妊娠月份。实验室检查血中HCG水平明显增高（常 >1000 000U）。部分性葡萄胎由于滋养层异常增殖程度较轻，临床症状常不典型。

【超声表现】

（1）**完全性葡萄胎**　子宫增大，宫腔内充满大小不等的蜂窝状无回声。早期葡萄胎无典型的水泡样结构，病变可呈实性为主的中等回声，与不全流产或宫腔内血凝块回声相似。双卵巢内可见黄素囊肿。CDFI 血流显像葡萄胎周围可见丰富、阻力低的血流流速曲线（图 1-2-37、图 1-2-38）。

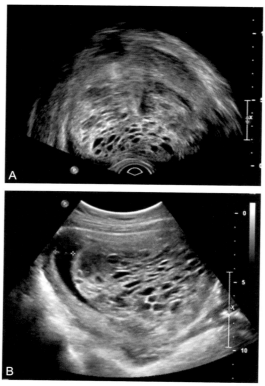

图 1-2-37 完全性葡萄胎

A. 子宫增大，宫腔内充满大小不等囊性回声，呈蜂窝状；B. 宫腔横切面，显示宫腔内蜂窝状回声，宫腔内可见少量积液呈无回声

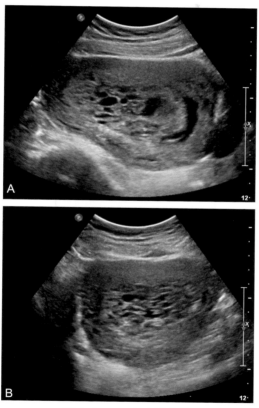

图 1-2-38 完全性葡萄胎

A. 停经 14 周，子宫增大，宫腔内充满大小不等囊性回声，呈蜂窝状，宫腔左侧可
见少量积液；B. 宫腔横切面，显示蜂窝状回声

（2）**部分性葡萄胎**　子宫大小与孕周相符或小于孕周，宫腔内可见到存活或死亡的胎儿。与宫腔大小相比，胎盘明显增大。个别局限性胎盘水泡样变性，可见到多个小圆形无回声区改变，并可见到正常胎盘组织，正常胎盘与异常胎盘间分界清楚（图 1-2-39、图 1-2-40）。

【鉴别诊断】

（1）**不全流产**　不全流产子宫小于临床孕周，宫腔内见不均匀高回声及不规则无回声，CDFI 高回声内无血流信号，高回声周边组织内可探及低阻力血流流速曲线。

（2）**稽留流产**　部分稽留流产（类似水泡状胎块型）胎盘回声减低，呈蜂窝状回声，但稽留流产是整个胎盘回声发生变化，且稽留流产胎儿结构常变形，结构模糊不清。

（3）**宫腔内血凝块**　表现为宫腔内团状或块状高回声，大小差异较大，CDFI 于高回声内不能探及血流信号。葡萄胎的子宫大于妊娠月份，子宫内的蜂窝状回声周围可探及低阻力血流流速曲线是鉴别诊断要点。

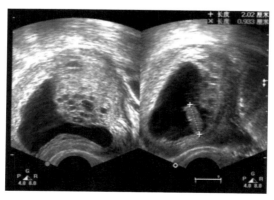

图 1-2-39　停经 10 周，合并部分性葡萄胎

左图 . 宫腔纵切面，显示妊娠囊及蜂窝状结构；右图 . 宫腔横切面，妊娠囊内可见胚胎、8 周大小，未见原始心管搏动

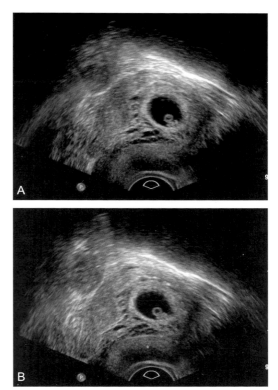

图 1-2-40　停经 7 周，合并部分性葡萄胎

A．宫腔内上方可见妊娠囊及胚芽回声；B．不同切面扫查，显示妊娠囊下方为蜂窝状无回声结构

### 2.侵蚀性葡萄胎

**【概述】**

侵蚀性葡萄胎又称恶性葡萄胎，葡萄胎组织侵蚀至子宫肌层。

**【病理】**

侵蚀性葡萄胎滋养细胞增生，仍有绒毛结构，可见到水泡状物，病变多局限于子宫肌层内，也可穿透子宫肌壁，侵及子宫旁组织或邻近器官与血管。小的水泡状绒毛可在肺、脑等器官内形成栓塞。

**【临床表现】**

侵蚀性葡萄胎多有葡萄胎病史，于病灶清除后半年内出现。患者可表现为不规则阴道出血、腹痛、盆腔包块、病变穿透子宫肌壁造成子宫破裂时可形成大出血，小的水泡状绒毛于肺、脑等器官内形成栓塞时可出现相应的临床症状。HCG 是最显著的肿瘤标记物，表现在各种妊娠后持续不降，或阴性后又转阳性，呈现高滴度，HCG 测定是诊断恶性滋养细胞疾病的重要方式。

**【超声表现】**

子宫增大，子宫腔内见蜂窝状囊性、囊实性结构，子宫肌层可见不均质回声，正常子宫肌壁变薄。CDFI 显示病灶内血流信号丰富，常呈低阻力型动脉血流或高速静脉血流流速曲线。

### 3.绒毛膜癌

**【概述】**

滋养细胞恶变，失去绒毛或葡萄胎样结构，并侵蚀至子宫肌层或转移至其他器官，具有高度恶性。

**【病理】**

病变组织内仅见异常增生的滋养细胞，见不到绒毛组织，也没有结缔组织性间质细胞，癌灶由成团的滋养细胞、血凝块和坏死组织形成。

**【临床表现】**

绒癌发生在产后或流产后、葡萄胎排除半年以后出现。患者可表现为不规则阴道出血、腹痛、盆腔包块、病变穿透子宫肌壁造成子宫破裂时可形成大出血，小的水泡状绒毛于肺、脑等器官内形成栓塞时可出现相应的临床症状。HCG是最显著的肿瘤标记物，表现在各种妊娠后持续不降，或阴性后又转阳性，呈现高滴度，HCG测定是诊断恶性滋养细胞疾病的重要方式。

**【超声表现】**

绒毛膜癌与侵蚀性葡萄胎在声像图上难以区别。二者均表现为子宫增大，宫腔内可见不均质回声。子宫肌层回声不均，可呈局灶性实性回声，不均质回声、低回声或实性肿块内夹杂不规则囊状血管腔。病变弥漫者子宫肌层可见空洞样结构，CDFI显示病灶血流信号丰富且紊乱无序，可探及五彩混淆的高速血流信号或动静脉瘘血流流速曲线。病变严重者子宫可明显增大，结构显示不清，表现为盆腔内边界不清的肿块。此种情况需结合临床表现及血HCG水平作出综合判断。

# 第三节　畸形子宫妊娠超声表现

畸形子宫妊娠可发生于双子宫、双角子宫、纵隔子宫、残角子宫等。妊娠常发生在一侧子宫，未妊娠的一侧子宫可表现出某些生理性变化，如子宫体稍大、子宫内膜回声较正常增厚和增强（蜕膜反应）。

双子宫、双角子宫、纵隔子宫均可发生一侧或双侧妊娠，但双侧同时妊娠罕见。纵隔子宫双侧妊娠时，应注意与双胎妊娠鉴别。当双子宫一侧妊娠时，要全面扫查子宫外形，且注意与外突的子宫肌瘤鉴别。特别注意子宫连续横切面，子宫横切面是判断宫体、宫腔、宫颈管数目的最佳切面。宫底横切面时要重点观察两侧宫角、宫腔情况，然后判断妊娠囊的位置。

## 一、双子宫妊娠

**【临床表现】**

早孕期多无特异性临床表现，但由于双子宫一侧子宫仅接受同一侧的血液供应，血供相对不足，故在孕早期蜕膜反应不良，流产率增高；同时在孕中期及孕晚期，可导致胎盘功能不全，IUGR 发生率增高。严重时子宫胎盘缺血、缺氧。引起妊高征发病率也较正常妊娠高 1 倍。

**【超声表现】**

经过纵切面和横切面连续扫查，在盆腔内可见双宫体、双宫颈回声。一侧宫体相对增大，宫腔内可见妊娠囊，胚胎或胎儿及胎心搏动等妊娠特征。另一侧宫体相对较小，宫腔内无妊娠囊回声，内膜增厚（图 1-3-1、图 1-3-2）。

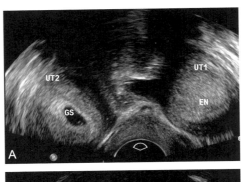

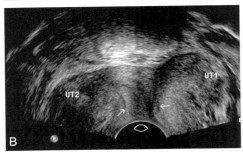

**图 1-3-1　孕 40d，双子宫，右侧子宫妊娠**

A. 双子宫宫体横切面，显示两宫体相距较远，右侧宫腔妊娠，左侧子宫内膜增厚；B. 横切时向下扫查，显示两个宫颈管结构

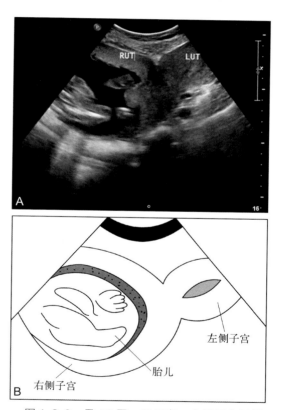

图 1-3-2　孕 18 周，双子宫，右侧子宫妊娠

A、B. 宫体横切面，显示右侧宫腔增大，内见胎儿；左侧子宫体似实性肿物样回声

**【鉴别诊断】**

（1）子宫浆膜下肌瘤合并妊娠 子宫浆膜下肌瘤与宫体相连，呈圆形结节，结节内常为低回声，CDFI检测周边可见环状走行的血流信号。双子宫两宫体是分开的，未受孕侧的宫体内可见增厚内膜回声。

（2）残角子宫合并妊娠 残角子宫合并妊娠时表现为宫体一侧向外突出，并见妊娠囊回声，突出部分与宫体相连，只有一个宫颈。

## 二、双角子宫妊娠

**【临床表现】**

双角子宫于早孕期无特殊临床表现，至妊娠晚期可在腹部触及宫底凹陷，妊娠子宫偏于一侧。据报道，双角子宫流产率较高，可达 26%～61%，同时，由于宫腔形态异常，胎盘缺氧缺血，成功妊娠后双角子宫的早产、胎位异常、IUGR 等发生率也很高。

**【超声表现】**

双角子宫可分为完全双角子宫、部分双角子宫及弓形子宫。完全双角子宫宫底完全不融合，宫角分离起始于宫颈内口处。部分双角子宫宫角分离距宫颈内口距离不一，子宫底部横断如马鞍形，子宫体部横断仍为椭圆形或圆形，探头自上而下连续扫查可见二者移行的过程。弓形子宫是程度最轻微的双角子宫，宫底向内凹陷，形如弓形（图1-3-3）。

**【鉴别诊断】**

（1）双子宫合并妊娠 双子宫合并妊娠主要与完全性双角子宫合并妊娠鉴别，双子宫时宫颈横切面可见两个宫颈回声，完全性双角子宫仅见一个宫颈回声。

（2）残角子宫合并妊娠 残角子宫合并妊娠时表现为宫体一侧向外突出一包块，并见妊娠囊回声，妊娠囊周边可见肌层

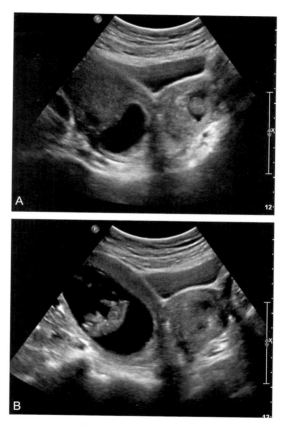

图 1-3-3 双角子宫妊娠

A. 宫体横切面，显示宫角于体部分离，双侧均可见妊娠囊回声；B. 不同切面扫查，显示左侧宫腔内胎儿停止发育，妊娠囊萎瘪；右侧为发育正常胎儿

低回声，易认为正常妊娠，但仔细扫查可见包块与宫体相连，但妊娠囊与宫体内膜无移行连续关系，部分性双角子宫与弓形子宫合并妊娠时，妊娠囊与宫体内膜是相连续的。

## 三、纵隔子宫妊娠

### 【临床表现】

纵隔子宫多无临床症状。妇科检查可发现部分合并阴道纵隔。

### 【超声表现】

宫底明显增宽，并见一带状低回声将宫腔分成左右两个，左右侧宫腔不等大，妊娠囊位于一侧宫腔中部，另一侧宫腔内膜增厚，完全纵隔子宫低回声纵隔可至宫颈内口甚至外口，不完全纵隔子宫低回声纵隔自宫底向宫颈内口以上的任何部位延伸，左、右侧宫腔内膜可在宫颈内口上方任一水平融合（图 1-3-4～图 1-3-7）。

### 【鉴别诊断】

**双角子宫合并妊娠**　双角子宫合并妊娠时，宫底是凹陷的或分成两个宫角，纵隔子宫宫底浆膜层正常，或略内陷，深度＜1cm，宫底横切面宫腔被一带状低回声分成左右两个。

## 四、残角子宫妊娠

### 【临床表现】

妊娠早期无特殊表现。妊娠中期残角子宫破裂时出现突发下腹剧痛，伴面色苍白、手脚冰冷、大汗淋漓等休克症状。

### 【超声表现】

子宫一侧向外突出，内有妊娠囊结构，胚胎存活时可见胚胎及胎心搏动，妊娠囊外有肌层环绕，其一侧可见正常宫腔内膜，与妊娠囊不相连，当妊娠囊增大，正常子宫腔难以显示时，超声检查常常漏诊。未破时，盆腔内可见较大肌层薄的妊娠子宫，仔细探查发现妊娠子宫与宫颈不相通，与宫颈相通的单角

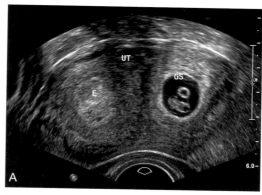

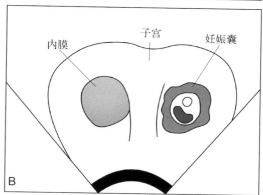

图 1-3-4　完全纵隔子宫左侧妊娠

A、B. 宫体横切面，显示左、右两宫腔，左侧宫腔内可见妊娠囊、胚胎及原始心管搏动；右侧宫腔内膜增厚

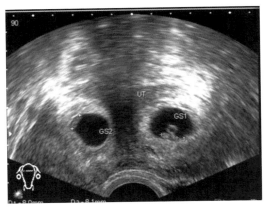

图 1-3-5　完全纵隔子宫双侧妊娠

宫体横切面，显示左、右侧宫腔内均见妊娠囊、胚胎及原始心管搏动

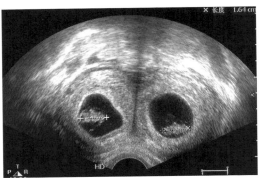

图 1-3-6　不全纵隔子宫双侧妊娠

宫体横切面显示左、右侧宫腔内均见妊娠囊、胚胎及原始心管搏动

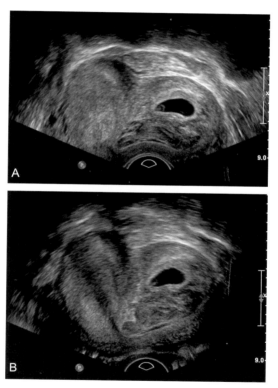

图 1-3-7　不全纵隔子宫单侧妊娠合并先兆流产

A. 宫体横切面，显示左右两宫腔，左侧宫腔内可见妊娠囊回声，右侧宫腔内膜增厚；
B. 不同切面扫查，显示左侧宫腔内妊娠囊下方不均质回声，为宫腔积血表现

子宫被挤在盆腔另一侧。

破裂后，盆腔内可见正常的子宫（单角）及子宫内膜，盆腔内较大的囊实性包块，内有妊娠囊，囊内有胎儿，可见胎心搏动，此妊娠囊不与宫颈相连，此妊娠囊外可包绕很薄一层肌层或无肌层包绕，盆腹腔可见游离液（图1-3-8）。

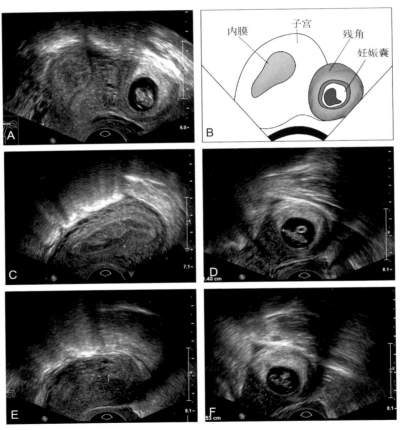

图1-3-8 残角子宫妊娠

A、B.宫体横切面，显示子宫左侧向外凸出包块，内为妊娠囊、胚胎及原始心管搏动；C.子宫纵切面，显示内膜增厚，回声不均；D.残角纵切面，内显示妊娠囊回声；E.不同切面扫查，正常宫腔内膜与妊娠囊不相连；F.残角内妊娠囊外有肌层环绕，最薄处肌层厚1.5mm

【鉴别诊断】

应排除双子宫或双角子宫。

（1）**双子宫合并一侧子宫妊娠**　妊娠囊所在的宫腔与宫颈管相连，且另一侧子宫形态正常。双侧卵巢可显示，双侧附件区未见明显异常回声。

（2）**双角子宫妊娠**　可见宫底部向宫腔凹陷，两侧宫腔相通，一侧宫腔内有妊娠囊。

# 第四节　妊娠 11～13 周 $^{+6}$ 胎儿畸形筛查

应用彩色多普勒超声对 11～13 周 $^{+6}$ 胎儿进行 NT 的标准测量及胎儿鼻骨结构等方面检查，在此孕期筛查胎儿严重结构畸形，核对孕周，判断多胎妊娠的羊膜性、绒毛膜性、诊断胎盘异常有重要作用。

1. 11～13 周 $^{+6}$ 胎儿头臀长（crown-rump length，CRL）测量标准

①胎儿正中矢状切面测量。②胎体自然屈曲。③头顶及骶尾部清晰显示。④躯干部显示脊柱矢状面全长。⑤图像放大至胎儿躯体占据屏幕的 2/3～3/4。⑥光标置于胎儿头顶皮肤外缘至骶尾部皮肤外缘。⑦不在胎体运动时、过度仰伸、屈曲或冠状切面上进行测量（图 1-4-1）。

2. 11～13 周 $^{+6}$ 胎儿颈项透明层（nuchal translucency，NT）测量标准

①胎儿正中矢状切面测量。②胎体自然屈曲。③声束垂直于颈背部皮肤，显示颈后部皮下组织、皮肤、羊膜形成的三条强回声带。④图像放大至胎儿头部及胸部占据仪器屏幕的 2/3～3/4。⑤光标置于胎儿颈部或上胸部皮肤层内缘及皮下组织层外缘，测量其间无回声带的最宽处。⑥测量三次，结果取最大

值。⑦在 CRL 45～84mm 时进行测量。⑧不在胎儿运动时、过度仰伸、屈曲或冠状切面上进行测量（图 1-4-2）。NT 厚度可作为胎儿染色体异常的一个重要评价指标。一般情况下，妊娠 10～14 周胎儿颈静脉窦与颈部淋巴管是相通的，若出现染色体异常，则颈静脉窦及颈部淋巴管之间的通路就会受到阻滞，影响了颈部淋巴液回流，导致大量淋巴液积聚，即表现为 NT 厚度增加。NT 厚度与染色体异常发病率呈正相关，在超声检查中是一个比较特异的指标。此外，股骨短、肠回声增强、脉络丛囊肿、肾盂分离、单脐动脉、胎儿侧脑室扩张均属于非特异性超声表现，若临床出现上述情况，应加强监测。

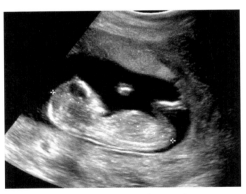

图 1-4-1　胎儿头臀长测量切面

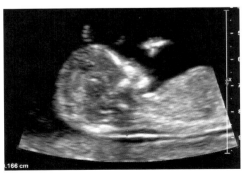

图 1-4-2　胎儿颈项透明层测量切面

3. 11 ～ 13 周 $^{+6}$ 胎儿鼻骨（nasal bone，NB）观察

①获取标准的胎儿面部正中矢状切面。②图像放大至胎儿头部及胸部占据仪器屏幕的 2/3 ～ 3/4。③显示胎儿面部轮廓，鼻尖清晰，颅脑中部可见低回声的间脑，后方显示颈项透明层。④观察胎儿鼻骨前后，可显示为三条强回声短线，上方近额骨强回声线为鼻梁皮肤回声；下方为鼻尖回声；鼻尖深方略偏高处的强回声线即为鼻骨回声（图 1-4-3、图 1-4-4）。⑤冠状切面观察，可显示双侧鼻骨回声（图 1-4-5），尤其是在胎儿软指

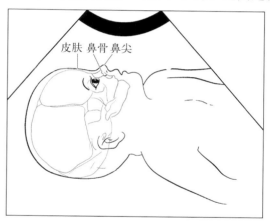

图 1-4-3　胎儿鼻骨观察切面示意图

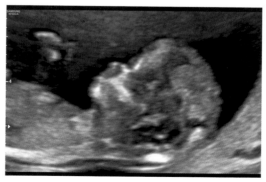

图 1-4-4　胎儿面部正中矢状切面，显示鼻骨强回声线结构（↑）

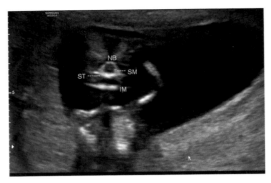

图 1-4-5　胎儿面部鼻后三角冠状切面，显示双侧鼻骨 (NB)、上颌骨额窦（SM）、上腭（ST）及下颌骨（IM）

标异常或结构畸形时，一定要在冠状切面看到双侧鼻骨，否则考虑鼻骨缺失或发育不良。鼻骨缺失见于 21- 三体、18- 三体及 13- 三体综合征胎儿，但也有 1%～3% 的正常染色体胎儿早孕期表现为鼻骨缺失。

4. 孕 11～13 周 [+6] 超声检查

主要进行颈项透明层、鼻骨的显示与测量，同时进行胎儿初步形态学的筛查。有研究发现，胎儿 NT 增厚与心脏畸形有相关性。静脉导管反映了血流动力学状态，也可能与胎儿心脏异常间接相关，而静脉导管 a 波倒置与染色体异常相关，同时也增加了先天性心脏病的发生概率。英国胎儿医学基金会认为，严重心脏畸形的最佳筛查方案是孕 11～13 周 [+6] 时行胎儿超声心动图检查测量 NT 厚度及中孕期常规筛查四腔心切面是否异常。常规胎儿心脏专项检查通常在孕 20～24 周 [+6] 与胎儿整体畸形检查同时进行，但近年早孕期胎儿心脏畸形筛查已成为趋势，这有赖于高分辨率超声仪器的发展和超声医师技术的提高。虽然 NT 增厚和静脉导管频谱的异常提高了筛查早孕期胎儿先天性心脏病的准确率，但直接发现胎儿心脏结构的异常才能明确诊断早孕期心脏畸形；如发现不能明确的心脏异常或心脏未见明确异常但伴有 NT 增厚或（和）静脉导管频谱异常者，建议 2 ～ 3 周后（孕 14 ～ 17 周）复查胎儿超声心动图。对于早孕期诊断先天性心脏病的胎儿，其预后的评估不应仅着眼于心脏本身，而应结合 NT 值和静脉导管频谱进行分析，必要时行胎儿染色体核型和染色体微阵列分析检查，力求全面、综合地分析胎儿预后。应用于胎儿染色体异常的风险评估和胎儿某些严重先天缺陷的畸形筛查，适应证包括年龄大于 35 岁的高危孕妇、既往有染色体异常胎儿病史或家族史、早孕期有病毒感染史或某些药物接触史、孕妇有胎儿发育异常史等。检查内容同时包括测量胎儿头臀长（CRL）核对孕周，双胎的绒毛膜性判断。准确测量胎儿 CRL 可核对孕周，当孕妇月经不规律或忘记末次月经具体日期时，通过测量胎儿 CRL 可以较准确地推算出超声孕周，这样可为孕 15 ～ 20 周进行的唐氏综合征筛查提供较可靠依据；避免假阳性及假阴性结果；确保风险筛查的准确性。留存的切面主要包括：胎头侧脑室水平横切面（主要观察颅骨环形强回声完整、连续；脑中线居中；双侧脉络丛对称、呈均匀中高回声）（图 1-4-6）、脊柱纵切面（观察脊柱的连续性、弯曲度）（图 1-4-7）、腹部横切面观察胃泡位于腹腔左侧（图 1-4-8）、下腹部横切面观察膀胱及脐动脉（图 1-4-9）、双上肢（图 1-4-10）、双下肢显示切面（图 1-4-11）、观察脐带附着胎盘的位置（图 1-4-12）等。

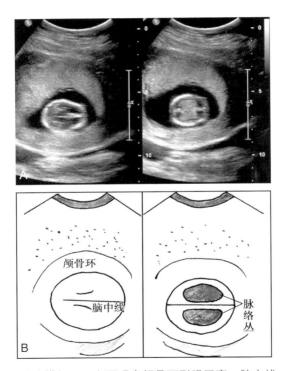

图 1-4-6　胎头横切面，主要观察颅骨环形强回声、脑中线、双侧脉络丛

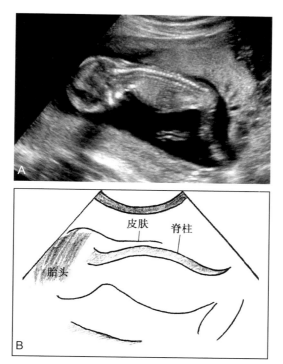

图 1-4-7 脊柱纵切面，主要观察脊柱连续性、弯曲度

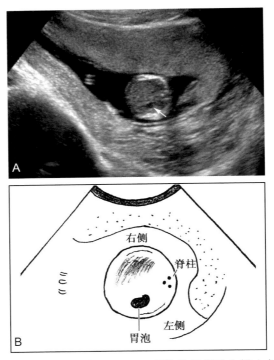

图 1-4-8　腹部横切面，显示胃泡位于腹腔左侧（↑）

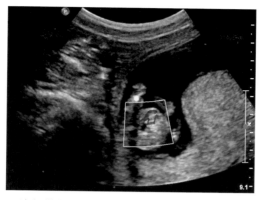

图 1-4-9 下腹部横切面，显示膀胱位于盆腔内，脐动脉走行其两侧

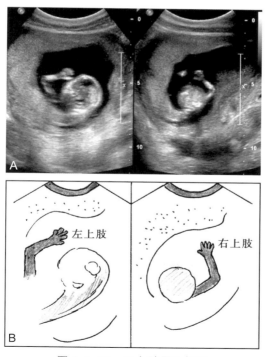

图 1-4-10 双上肢显示切面

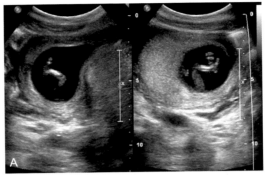

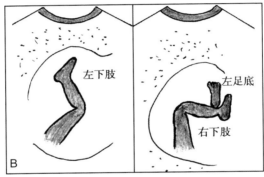

图 1-4-11　双下肢显示切面

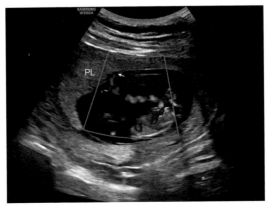

图 1-4-12　脐带附着胎盘的位置（↑）

PL—胎盘

# 第二章
# 中 期 妊 娠

2

## 第一节　妊娠 20 ~ 24 周 $^{+6}$ 超声表现

中期妊娠胎儿的解剖结构已经形成并能为超声所显示，胎儿大小及羊水适中，且受骨回声影响较少，图像清晰，大部分胎儿畸形在此时期均能表现出来。过早，胎儿过小，有些器官发育尚未完善；过晚，羊水量相对减少，胎儿活动度小，胎位及胎儿骨骼声影对超声检查均造成影响。因此，妊娠 20 ~ 24 周 $^{+6}$ 时进行系统胎儿超声检查是比较合适的时机，可排除大部分畸形。笔者所在医院将孕 20 ~ 24 周 $^{+6}$ 定为畸形筛查最佳孕周（对胎儿进行系统性超声筛查，对存在异常的胎儿严格执行上级医院转诊制度以明确诊断）。

笔者所在医院在该孕周观察的内容及留存的图像切面主要包括：

1. 胎头切面

（1）侧脑室水平横切面（图 2-1-1）　主要观察颅骨环形强回声是否完整、连续；脑中线是否居中；透明隔腔位于脑中线的前 1/3 处，左右径不超过 10mm；脉络丛位于侧脑室内呈中高回声，观察回声是否均匀及有无囊肿；侧脑室后角内径，在整个孕周都不应超过 10mm。

（2）丘脑水平横切面（图 2-1-2）　是测量双顶径及头围的标准切面。主要观察颅骨环形强回声是否完整、连续；脑中线

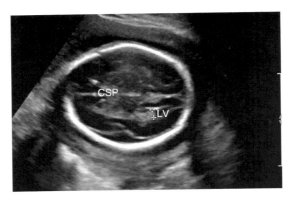

图 2-1-1 胎头侧脑室水平横切面

CSP—透明隔；LV—侧脑室（++）；测量侧脑室内径

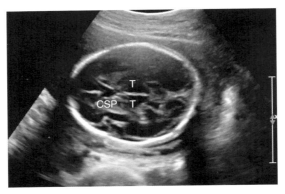

图 2-1-2 胎头丘脑水平横切面

CSP—透明隔；T—丘脑

是否居中；透明隔腔位于脑中线的前 1/3 处，左右径不超过 10mm；两侧丘脑对称，位于丘脑之间的裂隙状无回声为第三脑室，内径 1 ~ 2mm。

（3）**经小脑横切面**（图 2-1-3） 是测量小脑横径及小脑延髓池最大前后径的标准切面。主要观察颅骨环形强回声是否完整、连续；脑中线是否居中；透明隔腔位于脑中线的前 1/3 处，左右径不超过 10mm；两侧丘脑对称；两侧小脑半球、连接小脑半球的蚓部是否完整、第四脑室、小脑延髓池最大前后径不超过 10mm。

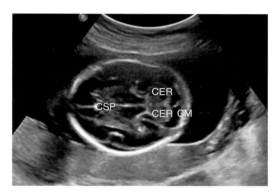

图 2-1-3 胎头小脑横切面

CSP—透明隔；CER—小脑；CM—后颅窝池（小脑延髓池）

2. 颜面部切面

（1）**正中矢状切面**（图 2-1-4） 观察胎儿面部轮廓、鼻骨、鼻尖、上颌骨、下颌骨等。

（2）**眼眶及面部横切面**（图 2-1-5） 观察眼眶、眼球、眼距、晶状体、面颊、牙槽突是否完整连续。

（3）**鼻唇冠状切面**（图 2-1-6） 观察面颊、两侧鼻孔是否对称、唇线是否完整连续。

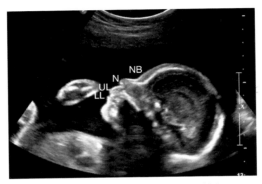

图 2-1-4　胎儿颜面部正中矢状切面

NB—鼻骨；N—鼻；UL—上唇；LL—下唇

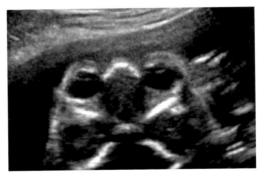

图 2-1-5　眼眶横切面：观察眼眶、眼球、眼距

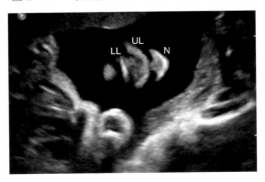

图 2-1-6　胎儿鼻唇冠状切面

N—鼻；UL—上唇；LL—下唇

3．心脏切面

（1）**胎儿四腔心切面**（图 2-1-7） 观察四腔心是否左右对称，左心房靠近脊柱；房间隔中部可显示卵圆孔，左心房内显示卵圆孔瓣；室间隔连续、完整；两组房室瓣同时开放关闭，开放幅度基本相等；心脏中央"+"字交叉是否存在。

（2）**左、右心室流出道切面**（图 2-1-8） 观察流出道壁是否完整、连续；主动脉连接左心室，肺动脉连接右心室；两大动脉起始部呈交叉排列关系；观察动脉瓣回声及开放关闭有无异常。

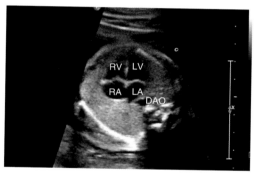

图 2-1-7　胎儿心脏四腔心切面

LA—左心房；LV—左心室；RA—右心房；RV—右心室；DAO—降主动脉

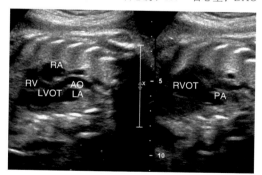

图 2-1-8　左图心脏左室流出道切面；右图右室流出道切面

LVOT—左室流出道；AO—主动脉；LA—左心房；RA—右心房；RV—右心室；
RVOT—右室流出道；PA—肺动脉

（3）**三血管切面**（图2-1-9） 观察主肺动脉、升主动脉、上腔静脉的排列是否呈一直线关系，三血管内径比例是否依次缩小；血管数目有无异常。

（4）**主动脉弓**（图2-1-10）**及动脉导管弓切面**（图2-1-11） 观察主动脉弓走行及弓上发出的三大分支血管，由近及远依次为头臂干、左颈总动脉及左锁骨下动脉，观察有无异常，有无迷走右锁骨下动脉；动脉导管弓走行较主动脉弓跨度大；动脉导管内径与主动脉远侧段及降主动脉内径基本相等；两大动脉起始部是否呈交叉关系。

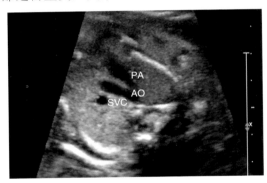

图 2-1-9　心脏三血管切面

PA—主肺动脉；AO—主动脉；SVC—上腔静脉

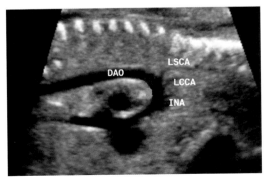

图 2-1-10　主动脉弓切面

DAO—降主动脉；INA—头臂干；LCCA—左颈总动脉；LSCA—左锁骨下动脉

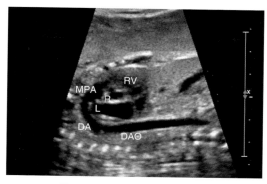

图 2-1-11　动脉导管弓切面

RV—右心室；MPA—主肺动脉；L—左肺动脉；R—右肺动脉；DA—动脉导管；
DAO—降主动脉

4．脊柱切面

（1）**脊柱矢状切面**（图 2-1-12）　显示脊柱颈、胸、腰和骶尾段，观察脊柱的连续性、弯曲度及骨化程度；观察脊柱表面皮肤覆盖是否完整及脊髓圆锥的位置，正常情况下圆锥下极平行于双肾中部。

（2）**脊柱横切面**（图 2-1-13）　显示 3 个高回声骨化中心，呈"品"字排列。

5．腹部切面

（1）**腹部胃泡水平横切面**　是测量腹围的标准切面（图 2-1-14）；观察胃泡、肝内脐静脉与门脉右支相连、脊柱横断面，并确定胃泡是否在腹腔左侧，是否与心脏在同一方向；观察肝胆及脾脏有无异常。

（2）**双肾横切面**（图 2-1-15）　是测量扩张肾盂前后径的切面；观察肾脏、肾盂，双肾是否对称，是否位于脊柱两侧；正常情况下肾盂可轻度扩张。

（3）**脐带腹壁入口横切面**（图 2-1-16）　观察腹壁是否连续完整。

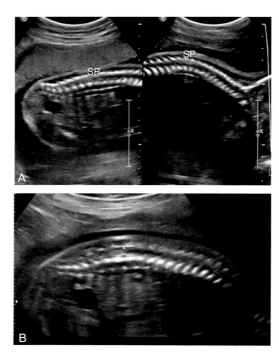

图 2-1-12　A.脊柱矢状切面　SP.脊柱;B.脊髓圆锥位置( ↑ )

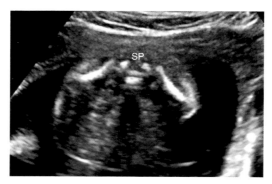

图 2-1-13　胎儿腰椎横切面，显示 3 个骨化中心呈"品"字排列

SP—脊柱

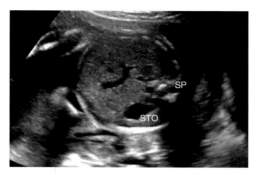

图 2-1-14 胎儿腹围横切面

SP—脊柱；STO—胃泡

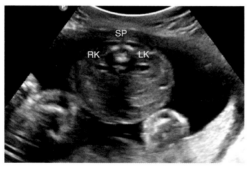

图 2-1-15 胎儿双肾横切面

SP—脊柱；LK—左肾；RK—右肾

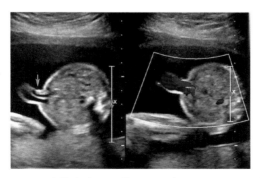

图 2-1-16 脐带腹壁入口横切面（↑），CDFI 显示脐带血流

（4）膀胱水平横切面（图 2-1-17） 主要观察膀胱内壁是否光滑，有无囊肿回声、有无憩室及走行于膀胱两侧的脐动脉。

（5）腹部纵切面（图 2-1-18） 显示膈肌呈弧状低回声带，分隔胸、腹腔脏器。

6．四肢切面

（1）肱骨长轴切面（图 2-1-19） 观察形态、回声、长短。

（2）前臂纵切面和横切面（图 2-1-20，图 2-1-21） 观察尺、桡骨形态，回声，长短。

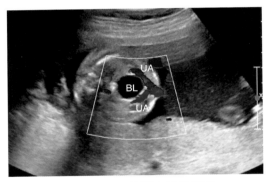

图 2-1-17　膀胱水平横切面
BL—膀胱；UA—脐动脉

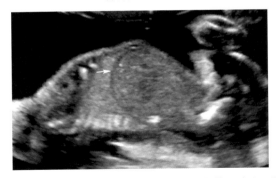

图 2-1-18　腹部纵切面，显示膈肌呈弧状低回声带（↑），分隔胸、腹腔脏器

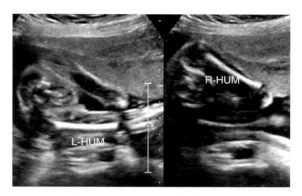

图 2-1-19 肱骨长轴切面

L-HUM—左侧肱骨；R-HUM—右侧肱骨

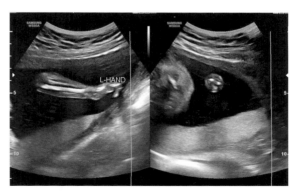

图 2-1-20 左图左前臂及手纵切面；右图左前臂横切面

L-HAND—左手

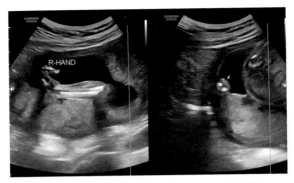

图 2-1-21 左图右前臂及手纵切面；右图右前臂横切面（↑）

R-HAND—右手

（3）股骨长轴切面（图 2-1-22） 观察形态、回声、长短。

（4）小腿长轴切面和横切面（图 2-1-23、图 2-1-24） 观察胫、腓骨形态，回声，长短。

（5）显示双手和足切面（图 2-1-25、图 2-1-26）。

由于受各方面因素的影响，如孕妇腹壁厚度、胎儿在宫内的姿势、羊水量、病程发展等，产前超声筛查不能发现所有的

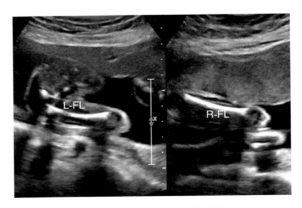

图 2-1-22 股骨长轴切面

L-FL—左侧股骨；R-FL—右侧股骨

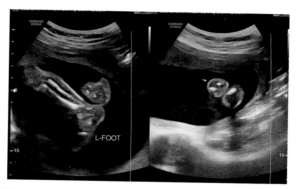

图 2-1-23 左图左小腿纵切面；右图左小腿横切面（↑）

L-FOOT—左足

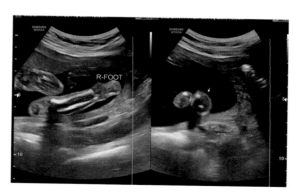

图 2-1-24 左图右小腿纵切面；右图右小腿横切面（↑）

R-FOOT—右足

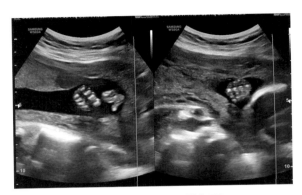

图 2-1-25 双手横切面

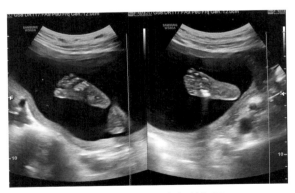

图 2-1-26 双足底长轴切面

胎儿畸形，胎儿畸形不同类型的诊断率也不一样。如受到胎儿骨骼、胎动、羊水量及其他多种因素的影响，出生后明显可见的畸形，如唇腭裂、手足畸形、眼耳异常，皮肤疾病等，常常在宫内超声检查时显示困难，如某些心脏异常、关节屈曲、肛门闭锁、小头畸形等仍难以避免漏诊。有些胎儿畸形在孕中期 20～24 周$^{+6}$ 超声筛查时无异常表现，可能在胎儿发育过程中逐渐表现出来，如先天性膈疝、成骨发育不全、肾脏异常、心脏异常、脑积水、脑肿瘤、肝肿瘤、肾上腺出血及肿瘤等。

# 第二节 胎儿二维超声心动图检查

胎儿二维超声心动图检查是诊断胎儿先天性心脏结构异常的首选方法。正常胎儿心脏结构标准切面的获取及认读是识别异常的基本，能提高检查者对胎儿心脏异常的检出率。

## 一、胎儿二维超声心动图的检查方法

1. 确定胎儿在宫内的位置

根据胎头、面部、足、脊柱的所在位置，判断胎儿左、右方位，上、下方位及前、后方位。

2. 根据胎儿体位确定声束进路

声束可以从胎儿腹侧进入，也可以从胎儿肋间隙或胎儿背侧进入。声束从胎儿腹侧进入显示心脏各个切面最清楚，也最易显示。声束从胎儿背侧进入时，由于脊柱及肋骨的影响，图像质量较差，晚孕期更难显示。此时应移动探头，将探头移至孕妇腹部的左侧或右侧，改变声束方向，尽可能地使声束进入胎儿心脏时避开胎儿脊柱从胎儿两侧腹进入，以获得清晰的心脏各切面图像。如果还不满意，可嘱孕妇起床活动后再检查，此法往往能得到满意的胎位而完成整个胎儿心脏的检查。

3. 采用节段分析法对胎儿进行系统观察

①首先行胎儿腹部横切面，判断胎儿肝脏和胃、下腔静脉和腹主动脉的位置关系，从而了解胎儿有无内脏反位、心房反位等。正常情况，肝脏和右心房在一侧，胃、脾与左心房在一侧，肝脏位于右上腹，胃位于左上腹，下腔静脉位于脊柱右前方，腹主动脉位于脊柱左前方。心房反位时下腔静脉和腹主动脉位于脊柱一侧，下腔静脉偏前，腹主动脉位于脊柱正前方。

②心脏各切面的观察与显示，依次判断心脏腔室、血管的大小，区分左房、左室、右房、右室、主动脉、肺动脉，分析房室连接关系、心室与大动脉连接关系、心房与静脉的连接关系。这些结构与连接关系的确定是排除心脏结构异常的关键。

4. 四腔心切面加声束平面头侧偏斜法快速筛查胎儿心脏畸形

李胜利等总结归纳的四腔心切面加声束平面头侧偏斜法，可对绝大部分的先天性心脏畸形进行排除性诊断，且完成这一过程只需极短的时间，方法简单易学。笔者认为此方法尤其适用于广大基层医院的快速筛查，具体方法如下：横切胎儿胸腔获取四腔心切面，观察心房、心室、房室间隔、左右房室瓣以及肺静脉与左房的连接关系，然后探头声束平面略向胎儿头侧偏斜，依次可显示左心室与主动脉的连接关系及右心室与肺动脉的连接关系，实时动态扫查可清楚地观察到主、肺动脉起始部的交叉排列关系及主、肺动脉内径比例，从而对心脏的主要结构及连接关系做出全面观察。如果这一方法所显示的切面无明显异常，那么绝大部分先天性心脏畸形，尤其是复杂心脏畸形可做出排除性诊断，如心脏房室连接异常，心室与大动脉连接异常，心脏出口阻塞性疾病，完全型肺静脉异位引流等，均能通过这一简单方法得以检出，从而可检出绝大部分先天性心脏畸形。

## 二、胎儿二维超声心动图检查基本切面

### 1. 四腔心切面

在胎儿横膈之上横切胸腔可获得胎儿四腔心切面。根据胎儿体位的不同，可分为心尖四腔心切面，也可为胸骨旁长轴四腔心切面，此切面是最易显示的胎儿心脏切面。

（1）**心脏腔室的辨认**　四腔心切面上，正确辨认左心房、左心室、右心房、右心室很重要。可采用以下方法对胎儿心脏腔室进行快速辨认，即首先辨认脊柱，靠近脊柱的心脏为左心房、与左心房相连的为左心室，与左心房相对的为右心房，与右心房相连的为右心室。

在某些疾病的状况下，则不能完全用上述方法辨认心脏各腔室，应根据顺序节段法及心脏各腔室的解剖形态结构特征进行区分。

（2）**四腔心切面观察的内容**　正常胎儿四腔心切面图像上，可显示以下内容：

①心脏主要位于左胸腔内，约占胸腔的 1/3。

②心脏轴的测量，即沿房间隔与室间隔长轴方向的连线与胎儿胸腔前后轴线之间的夹角，正常心轴指向左侧，范围 $45°\pm20°$（图 2-2-1）。

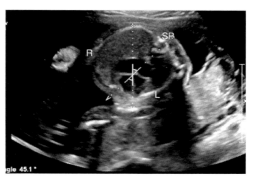

图 2-2-1　测量心轴角度。四腔心切面，沿房间隔与室间隔长轴方向的连线与胎儿胸腔前后轴线之间的夹角
SP—脊柱；L—左侧；R—右侧

③显示心脏四个腔室。左心房和右心房，大小基本相等，左心房靠近脊柱，左心房与脊柱之间可见一圆形搏动性无回声结构，即降主动脉的横切面。左、右心房之间为房间隔，房间隔中部可见卵圆孔，超声在该处显示房间隔连续性中断。左心房内可见卵圆孔瓣随心动周期运动。

左、右心室大小基本相等，右心室靠前，位于胸骨后方，右心室腔略呈三角形，心内膜面较粗糙，右心室内可见回声稍强的调节束，一端附着于室间隔的中下1/3，一端附着于右心室的心尖部。左心室腔呈椭圆形，心内膜面较光滑，心尖主要由左心室尖部组成。两心室之间有室间隔，室间隔连续、完整。左、右心室壁及室间隔的厚度基本相同，实时超声下可见心室的收缩与舒张运动。此切面也可观察心肌异常，双侧心室壁肥厚及室间隔局部肥厚（指无任何结构异常可解释的肥厚），可导致流出道梗阻，胎儿肥厚型心肌病最常见的原因与母体糖尿病有关。但应注意，孕28周以后，正常胎儿右心室较左心室略大（图2-2-2，图2-2-3）。

④左房室之间为二尖瓣，右房室之间为三尖瓣，实时超声下两组房室瓣同时开放关闭，开放幅度基本相等。

⑤房、室间隔与二、三尖瓣在心脏中央形成"十"字交叉，二、三尖瓣关闭时"十"字更为清晰，但二、三尖瓣在室间隔的附着位置不在同一水平，三尖瓣更靠近心尖，而二尖瓣更近心底。

⑥四腔心切面上可清楚显示左、右房室连接关系及左心房与肺静脉的连接关系。此切面的正确显示与辨认，对发现许多复杂心脏畸形很有帮助。

**(3) 四腔心切面的局限性** 不是所有的心脏结构都能通过此切面检测出来。

①由于不能显示主动脉和肺动脉，左、右心室与大动脉的连接关系及右心房与腔静脉的连接关系，因而不能诊断完全型大动脉转位，法洛四联症，永存动脉干，心室双出口，主动脉或肺动脉狭窄、闭锁及体静脉异常等严重心脏畸形。

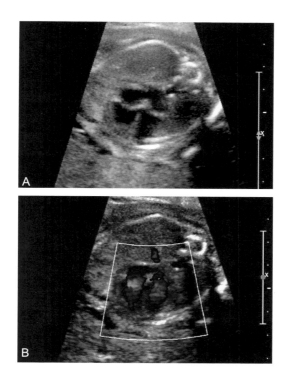

图 2-2-2　心底四腔心切面

A. 清晰显示四个心腔，房、室间隔及卵圆孔，房室瓣；B.CDFI 显示舒张期血流由
左、右心房经两房室瓣口分别进入左右心室，血流背离探头显示蓝色

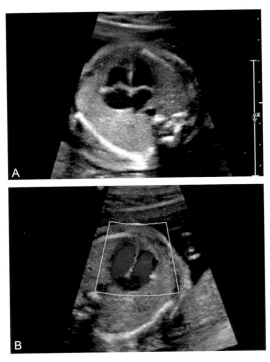

图 2-2-3 心尖四腔心切面

A. 清晰显示四个心腔、房、室间隔及卵圆孔、房室瓣；B. CDFI 显示舒张期血流由左、右心房经两房室瓣口分别进入左右心室，血流朝向探头显示红色

②不能显示流出道部室间隔，对该处的室间隔缺损、主动脉骑跨难以发现。许多其他类型的室间隔缺损亦不能在此切面上很好显示。

2．左心室流出道切面

显示心尖四腔心切面后，探头声束平面向胎儿头侧略倾斜，即可显示出左心室流出道切面（心尖五腔切面）。如从胸骨旁四腔心切面开始，则探头声束平面向胎儿左肩部旋转 30°略向心室前壁倾斜，可获得胸骨旁左室长轴切面，此时可观察升主动脉前壁与室间隔相连续，后壁与二尖瓣前叶延续（图 2-2-4）。

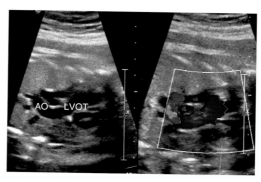

图 2-2-4　左心室流出道切面。左图显示左室长轴，升主动脉前壁与室间隔相连续，后壁与二尖瓣前叶延续；右图 CDFI 显示收缩期由左心室进入主动脉血流

LVOT—左室流出道；AO—主动脉

3．右心室流出道切面

显示心尖五腔切面后，探头声束平面再向胎儿头侧稍倾斜，即可获得右心室流出道、肺动脉瓣及肺动脉长轴切面。在探头倾斜的过程中可动态观察到主动脉和肺动脉起始部的交叉排列关系以及左、右心室与主、肺动脉的连接关系。此切面探头向胎儿左肩部旋转可观察肺动脉瓣下方室间隔有无连续性中断，即干下型室间隔缺损（图 2-2-5）。

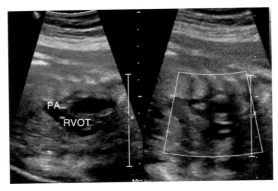

图 2-2-5　右心室流出道切面。左图显示右心室流出道、肺动脉瓣及肺动脉长轴切面；右图 CDFI 显示收缩期由右心室进入肺动脉血流

RVOT—右室流出道；PA—肺动脉

**4.心底短轴切面**

以四腔心切面为标准，探头声束平面稍向胎儿头部倾斜并向胎儿左肩方向旋转 45°～ 50°，可显示此切面。在此切面上，主动脉为横断面，位于图像中央，呈圆形结构，内可见主动脉瓣。围绕着主动脉由右向左依次为右心房、三尖瓣、右心室、右室流出道、主肺动脉、左右肺动脉及动脉导管。肺动脉内径比主动脉内径大 15%～ 20%。右肺动脉位于左心房的后方，左肺动脉向左后方伸展，两者分开形态似"人"字形（图 2-2-6）。此切面可观察主动脉与肺动脉位置关系、肺动脉狭窄或闭锁，并进一步明确膜周部或干下型室间隔缺损（图 2-2-7）。

**5.三血管及三血管气管切面**

在四腔心切面基础上，将探头略向胎头平行移动，稍向头侧倾斜便可获得该切面，正常的肺动脉、主动脉和上腔静脉从左向右呈一直线关系，内径逐渐变小（肺动脉可大于主动脉 15%～ 20%），在某些大动脉畸形时可出现异常征象，如完全性大动脉转位、肺动脉闭锁、共同动脉干、主动脉弓离断和缩窄

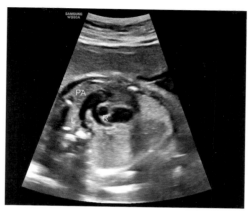

图 2-2-6　主肺动脉及分支。左、右肺动脉分开形态似"人"字形

PA—主肺动脉；L—左肺动脉；R—右肺动脉

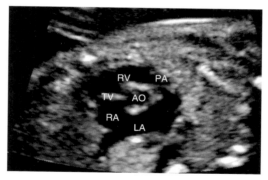

图 2-2-7　心底短轴切面。围绕着主动脉由右向左依次为右心房、三尖瓣、
右心室、主肺动脉

AO—主动脉；LA—左心房；RA—右心房；TV—三尖瓣；RV—右心室；PA—主
肺动脉

等(图2-2-8)。三血管气管切面可以观察到主动脉弓与主肺动脉、动脉导管构成的"V"字形结构及其与气管位置关系，肺动脉与主动脉弓血流方向。气管位于主动脉弓与上腔静脉之间的后方，并更靠近主动脉弓（图2-2-9）。正常主肺动脉与动脉导管、主

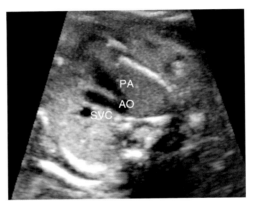

图 2-2-8　三血管切面。显示肺动脉、主动脉和上腔静脉从左向右呈一直
　　　　　　线关系，内径逐渐变小

PA—肺动脉；AO—主动脉；SVC—上腔静脉

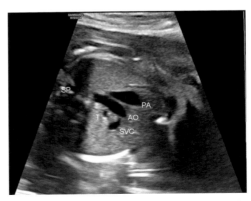

图 2-2-9　三血管气管切面。气管位于主动脉弓与上腔静脉之间的后方

PA—肺动脉；AO—主动脉；SVC—上腔静脉；T—气管；SP—脊柱

动脉弓的血流方向一致（图 2-2-10）。如右位主动脉弓、双主动脉弓、主动脉弓离断、主动脉弓缩窄、迷走右锁骨下动脉、右位动脉导管、永存左上腔静脉等均可表现出此切面的异常。

6. 主动脉弓切面与动脉导管弓切面

探头声束平面与胎儿长轴平行，声束可从胎儿腹侧，也可从胎儿背侧进入，先显示出腹主动脉或降主动脉，然后追踪显示到心脏，调整探头方向，可显示出主动脉弓切面（主动脉弓显示为"拐杖"状），并可见三支头臂动脉发出。而动脉导管弓近呈直角形，似"曲棍球杆"状，位于主动脉弓下方，其起始于肺动脉。此两弓非常接近，如由动脉导管弓探测主动脉弓，需将探头向胎儿头部及右侧小角度移动，便可获得主动脉弓图像（图 2-2-11、图 2-2-12）。

7. 肺静脉切面

在四腔心或不典型四腔心切面，与降主动脉邻近的是左肺，与上下腔静脉邻近的是右肺，左上肺静脉邻近左心耳，左下肺

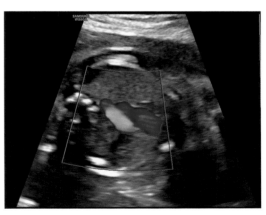

图 2-2-10　三血管气管切面。主肺动脉与动脉导管、主动脉弓的血流方向一致

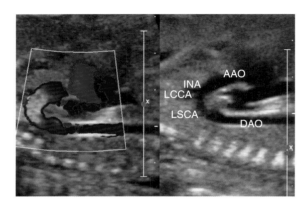

图 2-2-11　主动脉弓切面。左图 CDFI 显示收缩期主动脉弓血流信号；右图二维图像显示主动脉弓似"拐杖"状，并可见三支头臂动脉发出
INA—头臂干；LCCA—左颈总动脉；LSCA—左锁骨下动脉；AAO—升主动脉；DAO—降主动脉

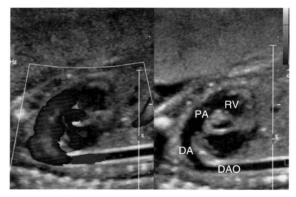

图 2-2-12　动脉导管弓切面。左图 CDFI 显示收缩期右心室进入肺动脉的血流信号；右图二维图像显示动脉导管弓似"曲棍球杆"状
RV—右心室；PA—肺动脉；DA—动脉导管；DAO—降主动脉

静脉邻近降主动脉，右上肺静脉开口邻近房间隔，右下肺静脉
与房间隔平行（图2-2-13、图2-2-14）。

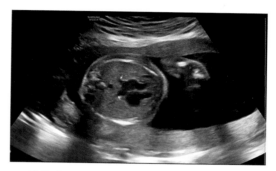

图2-2-13 肺静脉切面。不典型四腔心切面显示，左下肺静脉邻近降
主动脉（↑），右下肺静脉与房间隔平行（↑）

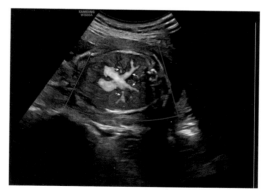

图2-2-14 CDFI显示四支肺静脉（↑）汇入左心房

8.上、下腔静脉，右心房长轴切面

以主动脉弓切面为标准，探头声束平面平行向胎儿右侧移动，可显示上、下腔静脉的长轴切面、右心房及其汇入处、三尖瓣、右心室等结构。此切面可观察三尖瓣后瓣结构、附着点及卵圆瓣的情况，当上、下腔静脉增宽时，要注意有无肺静脉异位引流、动－静脉瘘及胎儿心功能不全等（图 2-2-15）。

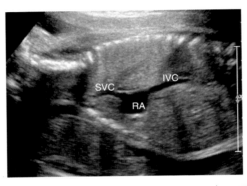

图 2-2-15　上、下腔静脉，右心房长轴切面。显示上、下腔静脉与右心房相连，似燕子的翅膀，故称"燕子征"，下腔静脉内径略大于上腔静脉

RA—右心房；SVC—上腔静脉；IVC—下腔静脉

9.双心室短轴切面

显示心底短轴切面后，将探头声束平面平行向胎儿心尖方向移动，可获得胎儿心脏一系列短轴切面。此切面可观察房室间隔缺损及肌部室间隔缺损（图 2-2-16）。

### 三、正常胎儿二维超声心动图的操作技巧与观察方法

二维超声心动图切面不是孤立的，每一切面既有联系，又有区别。因此，在检查过程中遵循一定顺序及观察方法，对重要切面逐一显示很重要。采用以下方法可以较快速和准确地获得所需切面，如果熟练操作可简化为"Z"形扫查手法，可使绝大部分胎儿先天性心脏病得以检出。

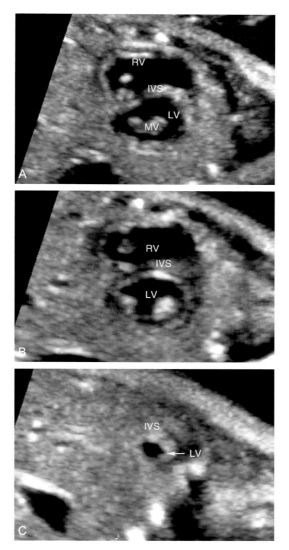

图 2-2-16 双心室短轴切面

A. 二尖瓣水平横切面，显示左、右心室、室间隔、二尖瓣 RV—右心室；IVS—室间隔；LV—左心室；MV—二尖瓣；B. 乳头肌水平横切面，显示左、右心室、室间隔及乳头肌 RV—右心室；LV—左心室；IVS—室间隔；C. 心尖水平横切面，显示左心室近心尖部、室间隔 IVS—室间隔；LV—左心室

在确定胎儿方位后，首先横切腹部，判断肝、胃、下腔静脉与腹主动脉的位置关系，如果正常，则确定心房为正位。然后探头上移，在横膈略上方横切胸腔，可获得胎儿四腔心切面，此切面可观察到心脏四个腔室，房室间隔与房室瓣及其形成的"十"字交叉图像，确定左、右心房和左、右心室及房室连接关系，肺静脉与左心房的连接关系。此时探头声束平面向胎儿头侧略倾斜，可依次获得五腔心切面和右室流出道与肺动脉切面，同时偏斜探头动态观察，可清楚显示左心室与主动脉的连接关系，右心室与肺动脉的连接关系以及主动脉与肺动脉起始部形成的交叉图像，此交叉不能在同一切面上显示，应在动态下观察。因此通过四腔心切面加上声束平面向头侧略偏斜方法，就可以观察心房、心室、主动脉、肺动脉的大小，房室连接关系，心室与大动脉的连接关系及肺静脉与左心房的连接关系，6大连接关系中有5大关系可通过此法得以观察与分析，仅有右房与腔静脉的连接关系未能观察。如果四腔心切面和探头向头侧偏斜所获得的心室流出道切面正常，那么绝大部分先天性心脏病均能做出排除性诊断。

在完成上述切面观察后，旋转并移动探头扫查其他切面，如心底短轴切面，右室流出道肺动脉及其分叉长轴切面，主动脉弓切面，动脉导管弓切面等，可对上述5大连接关系做进一步观察与分析。在显示主动脉弓切面后，探头向胎儿右侧移动可显示下腔静脉、上腔静脉长轴切面及其与右心房的连接关系，至此，对心脏6大连接关系进行了全面观察，从而可对心脏解剖结构进行正确判断。

# 第三节　正常胎儿多普勒超声心动图表现

多普勒超声心动图是在实时二维超声引导下完成的。常用的有脉冲多普勒（PW）、连续多普勒（CW）及彩色多普勒（CDFI）超声心动图。胎儿血流动力学参数主要由 PW 来测定，高速反流血流则需 CW 测量，二维平面的血流显示则由 CDFI 完成，它可以充分显示二维平面内的血流信息，提高异常血流的检出率。

## 一、二尖瓣与三尖瓣血流频谱

观察胎儿二尖瓣血流与三尖瓣血流主要在胎儿心尖四腔心切面。此切面上 CDFI 可显示心脏舒张期经左、右房室瓣的两束红色（心尖朝向探头）或蓝色（心尖远离探头）血流，正常三尖瓣口彩色血流亮度与宽度均大于二尖瓣口，收缩期两房室瓣口多无反流信号，偶见三尖瓣口局限性反流。PW 取样容积分别置于二尖瓣口和三尖瓣口，可获得二尖瓣和三尖瓣血流频谱。

正常胎儿二尖瓣及三尖瓣多普勒频谱呈 M 形,第一峰(E 峰)为舒张早期心室快速充盈而形成，第二峰（A 峰）为心房收缩形成。与成人不同的是，其第二峰大于第一峰，原因是胎儿心脏顺应性较低。其 E 与 A 比值（E/A）随着妊娠周期的增大而增大，但始终小于 1。由于胎儿时期右心系统占优势，所以三尖瓣血流速度和流量均大于二尖瓣（图 2-3-1、图 2-3-2）。

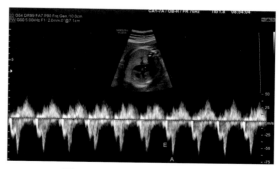

图 2-3-1　二尖瓣口血流频谱

呈双峰，第一峰（E 峰）为舒张期心室快速充盈形成，第二峰（A 峰）为心房收缩形成

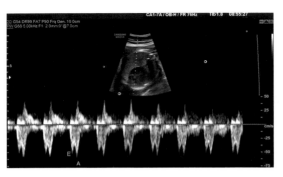

图 2-3-2　三尖瓣口血流频谱

可呈双峰或单峰型、正常三尖瓣口血流频谱宽度与峰值速度均大于二尖瓣口血流频谱

## 二、主动脉瓣口与肺动脉瓣口血流频谱

主动脉瓣口血流在心尖五腔切面显示较清楚，也是主动脉瓣口血流频谱取样的切面。

心尖靠近探头时主动脉血流显示为蓝色，远离探头时显示为红色。肺动脉瓣口血流则应在心底短轴切面、右室流出道长轴切面或动脉导管弓切面上显示，血流显示为红色或蓝色，视胎位而定。

主动脉瓣口和肺动脉瓣口多普勒频谱均显示为收缩期单峰层流频谱，主动脉瓣口血流速度大于肺动脉瓣口血流速度，但频谱窄（图 2-3-3、图 2-3-4）。

## 三、肺动脉分支血流频谱

心底大动脉短轴切面，左右肺动脉起始部远端是频谱取样位置。正常胎儿左右肺动脉频谱形态相似，流速相近，因胎儿肺阻力较高，在收缩早期血流速度上升支陡峭，后迅速下降，舒张期呈平缓低速血流频谱（图 2-3-5）。

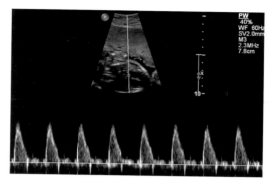

图 2-3-3 主动脉瓣口血流频谱

呈收缩期单峰层流频谱，血流速度大于肺动脉瓣口，但频谱宽度较肺动脉瓣口窄

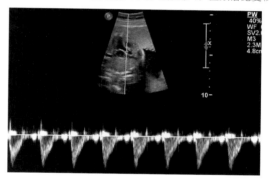

图 2-3-4 肺动脉瓣口血流频谱

呈收缩期单峰层流频谱，流速较主动脉瓣口低，频谱宽度大于主动脉瓣口

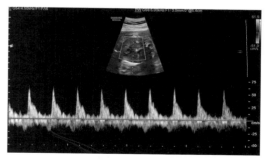

图 2-3-5 肺动脉分支血流频谱

收缩早期上升支陡峭，舒张期呈平缓低速血流频谱

### 四、肺静脉与上、下腔静脉血流频谱

PW 显示肺静脉血流频谱形态为双向频谱，心室收缩期肺静脉血流快速进入左心房，形成第一峰（S峰），心室舒张早期出现第二峰（D峰），心房收缩期出现一个小的负向峰（A峰），为心房收缩血流倒流入肺静脉内所致（图 2-3-6）。

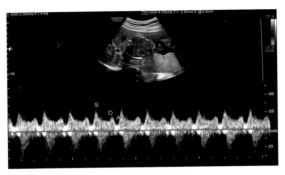

**图 2-3-6　肺静脉血流频谱**

包括S波、D波和A波，S波为心室收缩波，D波为心室舒张波，A波为心房收缩波，S、D波为正向波，A波多表现为正向波，少数情况表现为A波缺失或反向，但正常胎儿反向A波时限短，流速低

二维超声不能清晰显示上、下腔静脉时，利用 CDFI 能观察到上、下腔静脉血流进入右心房。PW 检测时，声束应尽可能与血流方向平行，可使检测频谱清晰。上、下腔静脉血流频谱形态均为双向频谱。其形成机制及意义与肺静脉血流频谱相同（图 2-3-7、图 2-3-8）。

### 五、卵圆孔血流频谱

在胸骨旁长轴四腔心切面上，声束与房间隔垂直，此时卵圆孔血流与声束平行，CDFI 显示清晰，呈单一色彩，血流方向为单向，血液从右心房经卵圆孔至左心房，继而进入左心

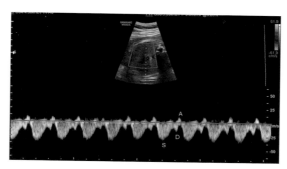

图 2-3-7 上腔静脉血流频谱

呈双向频谱，心室收缩期上腔静脉血流快速进入右心房，形成第一峰（S峰），心室舒张早期出现第二峰（D峰），心房收缩期出现一个小的负向峰（A峰），为心房收缩血流倒流入上腔静脉内所致

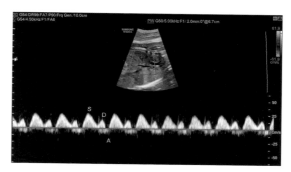

图 2-3-8 下腔静脉血流频谱

呈双向频谱，心室收缩期下腔静脉血流快速进入右心房，形成第一峰（S峰），心室舒张早期出现第二峰（D峰），心房收缩期出现一个小的负向峰（A峰），为心房收缩血流倒流入下腔静脉内所致

室，经卵圆孔血流因有卵圆孔瓣的阻挡不能从左心房反流入右心房。右心房远离探头时经卵圆孔血流显示为红色（图 2-3-9、图 2-3-10），而左心房远离探头时，显示为蓝色（图 2-3-11）。正常卵圆孔血流为右向左的双期血流（图 2-3-12），当左房压力增高时（左室发育不良综合征、二尖瓣反流及主动脉弓病变等），分流速度减慢，甚至出现逆流。

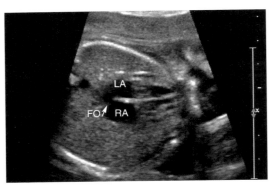

图 2-3-9 胸骨旁长轴四腔心切面，显示卵圆孔瓣位于左心房
FO—卵圆孔；LA—左心房；RA—右心房

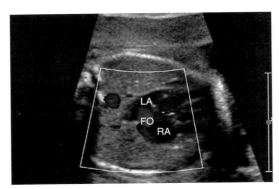

图 2-3-10 CDFI 显示右心房经卵圆孔向左心房分流的红色血流
FO—卵圆孔；LA—左心房；RA—右心房

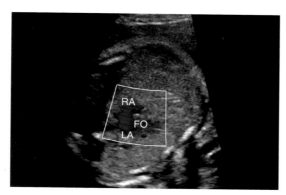

图 2-3-11 CDFI 显示右心房经卵圆孔向左心房分流的蓝色血流
FO—卵圆孔；RA—右心房；LA—左心房

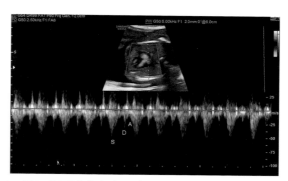

图 2-3-12 显示卵圆孔右向左分流频谱，为三相波，波峰 S 发生在心室收缩期，波峰 D 发生在心室舒张早期，波谷 A 发生在心室舒张晚期（心房收缩期）

## 六、主动脉弓与动脉导管弓血流频谱

主动脉弓及动脉导管弓多普勒频谱形态相似，均为收缩期高速血流及舒张期低速血流（图 2-3-13）。但动脉导管的收缩期血流流速总是高于主动脉弓，舒张期血流呈波峰状（图 2-3-14），而主动脉弓呈平缓状。

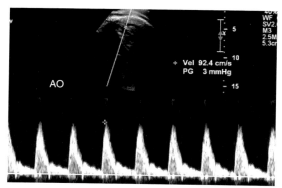

图 2-3-13　主动脉弓血流频谱

为收缩期高速血流及舒张期低速血流，舒张期血流呈平缓状

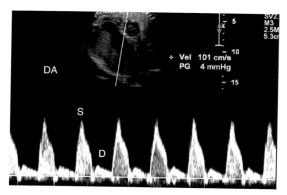

图 2-3-14　动脉导管弓血流频谱

为收缩期高速血流及舒张期低速血流，舒张期血流呈波峰状

## 七、静脉导管血流频谱

静脉导管血流为胎儿静脉系统最快的血流，为双期连续血流，心房收缩期速度减慢。典型静脉导管血流频谱为三相波，S、D波与A波在基线的同一方向，均为回心血流（图2-3-15）；也可于心房收缩期出现一个小的负向A波。

## 八、M型超声心动图观察心率及心律

将取样线同时穿过心房壁和心室壁，可记录到心房与心室壁机械活动，不仅能同时反映心房与心室活动的节律，还可反映心房与心室活动的相互关系（图2-3-16）。

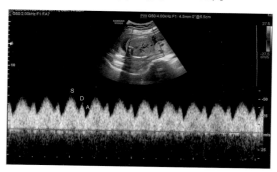

图 2-3-15 静脉导管血流频谱

为双期连续血流，心房收缩期速度减慢。血流频谱为三相波，S、D波与A波在基线的同一方向，均为回心血流

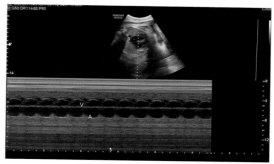

图 2-3-16 正常胎儿窦性心律

胎心率146次／分，节律整齐一致 A—心房收缩；V—心室收缩

# 第三章
# 晚 期 妊 娠

3

　　孕 28 周以后称为晚期妊娠。晚期妊娠超声检查的主要内容为：胎儿各部位解剖结构，胎儿生理状况及脐带、胎盘、羊水等情况，判断妊娠有无异常。尤其在孕 30 ～ 34 周要进行一次超声检查，主要用于胎儿畸形补漏筛查、胎儿生长发育检测除外胎儿宫内生长迟缓及巨大胎儿的预测。表 3-1-1 为孕 12 ～ 39 周超声测量参考值。

表 3-1-1　孕 12 ～ 39 周超声测量参考值

| 孕周 | 双顶径 / mm | 头围 /mm | 腹围 /mm | 股骨 /mm | S/D | 肱骨 /mm |
|------|-----------|----------|----------|---------|-----|----------|
| 12 | 20.1±3.8 | 76.5±8.4 | 60.3±5.1 | 8.6±1.1 | | 7.1±1.6 |
| 13 | 22.2±3.4 | 83.3±8.5 | 67.2±4.6 | 9.0±0.8 | | 8.8±4.1 |
| 14 | 27.1±3.8 | 96.0±9.5 | 86.1±6.0 | 13.7±1.5 | | 14.0±2.5 |
| 15 | 32.2±3.8 | 113.4±9.0 | 98.3±6.4 | 17.6±2.5 | | 18.0±3.9 |
| 16 | 35.2±4.8 | 125.9±16.2 | 108.6±3.2 | 21.2±4.0 | | 20.8±3.5 |
| 17 | 39.6±4.5 | 141.6±15.5 | 121.2±15.0 | 24.1±5.0 | | 23.8±3.7 |
| 18 | 42.8±4.5 | 154.6±12.4 | 133.5±19.4 | 27.6±4.7 | | 26.7±4.2 |
| 19 | 46.2±4.3 | 165.0±12.2 | 141.6±18.7 | 30.4±4.7 | | 29.4±4.1 |
| 20 | 49.3±4.1 | 177.5±14.1 | 153.8±19.8 | 33.4±4.7 | | 32.1±4.0 |
| 21 | 52.3±4.6 | 188.2±15.3 | 164.1±19.0 | 36.0±4.9 | | 34.5±4.4 |

续表

| 孕周 | 双顶径/mm | 头围/mm | 腹围/mm | 股骨/mm | S/D | 肱骨/mm |
|---|---|---|---|---|---|---|
| 22 | 55.2±4.0 | 198.2±13.9 | 174.1±21.0 | 38.5±5.0 | | 36.4±3.9 |
| 23 | 58.8±4.8 | 212.2±15.8 | 185.3±21.0 | 41.3±4.1 | | 38.5±3.9 |
| 24 | 61.9±4.4 | 223.6±12.9 | 194.4±21.2 | 43.6±5.1 | 4.0±1.8 | 41.0±4.4 |
| 25 | 65.0±6.0 | 230.4±15.8 | 205.4±26.1 | 45.8±6.1 | 3.8±1.7 | 42.3±4.6 |
| 26 | 67.7±4.6 | 243.4±17.0 | 217.7±25.5 | 47.8±4.7 | 3.8±1.8 | 43.9±4.3 |
| 27 | 71.1±6.3 | 252.5±17.5 | 223.6±23.0 | 50.4±5.8 | 3.7±1.6 | 46.6±4.6 |
| 28 | 74.6±6.5 | 263.7±15.1 | 235.2±22.6 | 52.9±5.0 | 3.8±1.9 | 47.5±4.2 |
| 29 | 76.6±5.4 | 272.1±17.4 | 243.2±27.7 | 54.6±5.9 | 3.4±1.5 | 48.8±4.2 |
| 30 | 79.7±5.6 | 281.8±15.2 | 256.2±27.5 | 57.5±5.6 | 3.2±1.6 | 51.1±4.0 |
| 31 | 82.0±4.3 | 285.9±8.7 | 262.3±33.0 | 59.1±4.1 | 3.3±1.4 | 51.6±4.0 |
| 32 | 83.9±5.8 | 294.4±17.9 | 273.5±26.4 | 61.8±5.2 | 3.0±1.4 | 55.2±3.8 |
| 33 | 85.5±5.5 | 298.0±15.4 | 284.6±28.4 | 62.2±5.4 | 2.9±1.3 | 55.0±4.2 |
| 34 | 88.6±5.0 | 305.5±17.2 | 293.9±29.3 | 64.7±5.2 | 2.8±1.2 | 56.3±4.0 |
| 35 | 88.5±6.3 | 310.8±18.7 | 302.4±29.4 | 65.3±4.4 | 2.6±1.4 | 57.3±4.2 |
| 36 | 92.3±6.1 | 323.3±19.4 | 317.4±21.5 | 68.0±4.0 | 2.5±1.3 | 59.2±4.0 |
| 足月 | 95.2±6.4 | 338.2±20.4 | 324.0±24.6 | 71.0±5.0 | | 61.2±4.6 |
| 37 | | | | | 2.4±1.3 | |
| 38 | | | | | 2.3±1.4 | |
| 39 | | | | | 2.3±0.9 | |

## 一、小于孕龄儿

小于孕龄儿（SGA）是指出生体重低于同胎龄应有体重第10百分位数以下或低于其平均体重2个标准差的新生儿。SGA可分为3种情况。

1.正常的 SGA

即胎儿结构及多普勒血流评估均未发现异常。

2.异常的 SGA

存在结构异常或遗传性疾病的胎儿。

3.胎儿生长受限（FGR 或 IUGR）

指无法达到其应有生长潜力的 SGA。严重的 FGR 被定义为胎儿体重小于第三百分位，同时伴有多普勒血流的异常。

## 二、影响胎儿生长因素

包括母亲营养供应、胎盘转运和胎儿遗传潜能。其病因复杂，约 40% 病因尚不明确。主要危险因素，见表 3-1-2。

表 3-1-2　影响胎儿生长主要危险因素

| 母体因素 | 孕妇偏食、心肺疾病、肾疾病（酸中毒）、贫血、糖尿病、服用药物（二乙基己烯雌酚、抗癌药、麻醉药）、吸烟、饮酒等 |
| --- | --- |
| 胎盘因素 | 胎盘早剥、前置胎盘、脐带附着异常、血栓、胎盘梗死、蜕膜炎、胎盘炎、血管炎、水肿、绒毛膜羊膜炎、胎盘囊肿、绒毛膜血管瘤等 |
| 子宫因素 | 子宫胎盘循环血量减少、蜕膜螺旋动脉粥样硬化病、结缔组织紊乱症、慢性高血压、先兆子痫、子宫肌瘤、子宫畸形等 |
| 脐带因素 | 脐带过长、脐带过细（尤其近脐带根部过细）、脐带扭转、脐带打结等 |
| 胎儿因素 | 感染、畸形、染色体异常、多胎妊娠等 |

## 三、胎儿生长受限（FGR 或 IUGR）

### （一）分类

1.内因性匀称型 FGR

属于原发性胎儿生长受限，表现为胎儿在体重、头围和身长三个方面均受限，头围与腹围均小，故称匀称型。其病因包括基因或染色体异常、病毒感染、接触放射性物质及其他有毒物质。

## 2. 外因性不匀称型 FGR

属继发性胎儿生长受限，胚胎早期发育正常，至妊娠晚期才受到有害因素影响，如合并妊娠高血压疾病等所致的慢性胎盘功能不全。表现为胎儿各部分生长不成比例。胎头和体长的生长受影响较少，而躯干软组织尤其是肝脏和腹部皮肤脂肪受影响较大。

## 3. 外因性匀称型 FGR

为上述两型的混合型。其病因有母儿双方因素，多因缺乏重要生长因素，如叶酸、氨基酸、微量元素或有害药物影响所致，在整个妊娠期间均产生影响。胎盘小，胎儿少有宫内缺氧，但存在代谢不良。

### （二）超声表现

#### 1.FGR 二维超声表现

妊娠早期胎儿头臀长的准确测量是确定妊娠龄的可靠依据。如用末次月经推算的妊娠龄与头臀长确定的妊娠龄相差 5d 时，应当根据实时测量参数纠正妊娠龄。另外，可根据胎儿小脑横径、足长等参数推算妊娠龄，且不受 FGR 影响（表 3-1-3）。

#### 2.FGR 多普勒超声表现

（1）**子宫动脉** 孕 34 周以前测量母体子宫动脉频谱较有意义。主要表现为子宫动脉血管阻力升高，舒张期出现明显切迹。正常妊娠时，随着妊娠周数的增加，子宫动脉的 PI 值也随着孕周的增加而持续降低（表 3-1-4）。

（2）**脐动脉** 其频谱主要表现为舒张期减低、缺失或反向，提示胎盘功能不良、胎盘阻力增高。

表 3-1-3　各孕周超声指标的参考均值 /mm

| 孕龄（周） | 头围（HC） | 腹围（AC） | 头围／腹围（HC／AC） | 股骨长(FL) | 肱骨长（HL） | 小脑横径 | 足底长 |
|---|---|---|---|---|---|---|---|
| 12 | 70 | 56 | 1.22 | 8 | 9 | | 8 |
| 13 | 89 | 69 | 1.21 | 11 | 11 | | 11 |
| 14 | 98 | 81 | 1.20 | 14 | 14 | | 15 |
| 15 | 111 | 93 | 1.19 | 17 | 17 | 14 | 18 |
| 16 | 124 | 105 | 1.18 | 20 | 20 | 16 | 21 |
| 17 | 137 | 117 | 1.18 | 23 | 22 | 17 | 24 |
| 18 | 150 | 129 | 1.17 | 25 | 25 | 18 | 27 |
| 19 | 163 | 141 | 1.16 | 28 | 28 | 19 | 30 |
| 20 | 175 | 152 | 1.15 | 31 | 30 | 20 | 33 |
| 21 | 187 | 164 | 1.14 | 34 | 33 | 22 | 36 |
| 22 | 199 | 175 | 1.13 | 36 | 35 | 23 | 39 |
| 23 | 210 | 186 | 1.12 | 39 | 36 | 24 | 42 |
| 24 | 221 | 197 | 1.12 | 42 | 40 | 25 | 45 |
| 25 | 232 | 208 | 1.11 | 44 | 42 | 28 | 47 |
| 26 | 242 | 219 | 1.10 | 47 | 44 | 29 | 50 |
| 27 | 252 | 229 | 1.09 | 49 | 46 | 30 | 53 |
| 28 | 262 | 240 | 1.08 | 52 | 48 | 31 | 55 |
| 29 | 271 | 250 | 1.07 | 54 | 50 | 34 | 58 |
| 30 | 280 | 260 | 1.07 | 56 | 51 | 35 | 60 |
| 31 | 289 | 270 | 1.06 | 59 | 53 | 38 | 62 |
| 32 | 297 | 280 | 1.05 | 61 | 55 | 38 | 65 |
| 33 | 304 | 290 | 1.04 | 63 | 56 | 40 | 67 |

续表

| 孕龄（周） | 头围（HC） | 腹围（AC） | 头围/腹围（HC/AC） | 股骨长(FL) | 肱骨长（HL） | 小脑横径 | 足底长 |
|---|---|---|---|---|---|---|---|
| 34 | 312 | 300 | 1.03 | 65 | 58 | 40 | 69 |
| 35 | 318 | 309 | 1.02 | 67 | 59 | 40.5 | 71 |
| 36 | 325 | 318 | 1.01 | 68 | 61 | 43 | 74 |
| 37 | 330 | 327 | 1.01 | 70 | 62 | 45 | 76 |
| 38 | 336 | 336 | 1.00 | 71 | 63 | 48.5 | 78 |
| 39 | 341 | 345 | 0.99 | 73 | 65 | 52 | 80 |
| 40 | 345 | 354 | 0.98 | 74 | 66 | | 81 |

表 3-1-4 不同孕周平均子宫动脉 PI 参考值

| 孕龄/周 | 5百分位数 | 50百分位数 | 95百分位数 | 孕龄/周 | 5百分位数 | 50百分位数 | 95百分位数 |
|---|---|---|---|---|---|---|---|
| 11 | 1.18 | 1.79 | 2.7 | 27 | 0.58 | 0.84 | 1.21 |
| 12 | 1.11 | 1.68 | 2.53 | 28 | 0.56 | 0.81 | 0.17 |
| 13 | 1.05 | 1.58 | 2.38 | 29 | 0.55 | 0.79 | 1.13 |
| 14 | 0.99 | 1.49 | 2.24 | 30 | 0.54 | 0.77 | 1.1 |
| 15 | 0.94 | 1.41 | 2.11 | 31 | 0.52 | 0.75 | 1.06 |
| 16 | 0.89 | 1.33 | 1.99 | 32 | 0.51 | 0.73 | 1.04 |
| 17 | 0.85 | 1.27 | 1.88 | 33 | 0.5 | 0.71 | 1.01 |
| 18 | 0.81 | 1.2 | 1.79 | 34 | 0.5 | 0.7 | 0.99 |
| 19 | 0.78 | 1.15 | 1.7 | 35 | 0.49 | 0.69 | 0.7 |
| 20 | 0.74 | 1.1 | 1.61 | 36 | 0.48 | 0.68 | 0.95 |
| 21 | 0.74 | 1.05 | 1.54 | 37 | 0.48 | 0.67 | 0.94 |
| 22 | 0.69 | 1 | 1.47 | 38 | 0.47 | 0.66 | 0.92 |

| 孕龄/周 | 5百分位数 | 50百分位数 | 95百分位数 | 孕龄/周 | 5百分位数 | 50百分位数 | 95百分位数 |
|---|---|---|---|---|---|---|---|
| 23 | 0.66 | 0.96 | 1.41 | 39 | 0.47 | 0.65 | 0.91 |
| 24 | 0.64 | 0.93 | 1.35 | 40 | 0.47 | 0.65 | 0.9 |
| 25 | 0.62 | 0.89 | 1.3 | 41 | 0.47 | 0.65 | 0.89 |
| 26 | 0.6 | 0.86 | 1.25 | | | | |

引自：Gomez O.Figuersa F、Fernandez S. et al. Reference ranges for uterine artery mean pulsatlex weeks of gestion ultrasound.Obstet Gynecol,2008,32:128-132.

(3) **其他脏器血流** 当胎盘循环阻力增高时可引起胎儿缺氧，为保证重要脏器（脑、心及肾上腺）的正常血供会出现代偿性血流动力学改变，包括大脑中动脉舒张期血流增加（表3-1-5），搏动指数减少；肾血流量减少，导致羊水量减少；胃肠的血流量减少，引起肠系膜和肠壁缺血坏死，出现肠管回声增强。这种血流重新分布机制，使脑血流增加称"脑保护效应"。因此用大脑中动脉/脐动脉阻力指数的比值可很好地评价 FGR。

表 3-1-5　大脑中动脉收缩期峰值流速数值表

| 孕龄/周 | 中位数倍数 | | | |
|---|---|---|---|---|
| | 1.00 （中位数） | 1.29 | 1.50 | 1.55 |
| | cm/s | | | |
| 18 | 23.2 | 29.9 | 34.8 | 36.0 |
| 20 | 25.5 | 32.8 | 38.2 | 39.5 |
| 22 | 27.9 | 36.0 | 41.9 | 43.3 |
| 24 | 30.7 | 39.5 | 46.0 | 47.5 |

续表

| 孕龄／周 | 中位数倍数 | | | |
|:---:|:---:|:---:|:---:|:---:|
| | 1.00 （中位数） | 1.29 | 1.50 | 1.55 |
| | cm/s | | | |
| 26 | 33.6 | 43.3 | 50.4 | 52.1 |
| 28 | 36.9 | 47.6 | 55.4 | 57.2 |
| 30 | 40.5 | 52.2 | 60.7 | 62.8 |
| 32 | 44.4 | 57.3 | 66.6 | 68.9 |
| 34 | 48.7 | 62.9 | 73.1 | 75.6 |
| 36 | 53.5 | 69.0 | 80.2 | 82.9 |
| 38 | 58.7 | 75.7 | 88.0 | 91.0 |
| 40 | 64.4 | 83.0 | 96.6 | 99.8 |

引自：Mari G,et al.N Eng J Med，2000，342:9-14.

## 四、巨大胎儿

胎儿体重达到或超过 4000g 为巨大胎儿。其产生原因有孕妇肥胖、过期妊娠、妊娠合并糖尿病，尤其是 2 型糖尿病、父母身材高大、高龄产妇、孕妇曾分娩过巨大胎儿、种族及民族因素等。

# 第四章
# 多胎妊娠

一次妊娠宫腔内同时有 2 个或 2 个以上胎儿，称为多胎妊娠。以双胎常见，分为单卵双胎（占 30%）和双卵双胎（占 70%）。单卵双胎受精卵在早期发育阶段发生分裂的时间不同，形成 4 种类型。①双羊膜囊双绒毛膜单卵双胎：受精卵若于受精后 2～4d（桑胚期）分裂，则每个胚胎具有自己的胎盘、羊膜和绒毛膜；②双羊膜囊单绒毛膜单卵双胎：若受精卵在 4～7d 时分裂，则两个胎儿有共同的胎盘及绒毛膜，但有各自的羊膜囊；③单羊膜囊单绒毛膜单卵双胎：若在受精后 8d 羊膜囊已形成后分裂，则两个胎儿可共存于一个羊膜囊内；④联体双胎：如受精卵在胚盘已开始形成后分裂或分裂不完全时，则可形成不同形式的联体双胎。双卵双胎是由两个卵子分别受精而成，两个受精卵可在子宫内不同部位着床，故有两个胎盘和妊娠囊，两个胎盘可分离或并列，甚至合并在一起，但血液循环互不相通（图 4-1-1）。

多胎妊娠的超声表现：①子宫各径线明显大于同孕龄的测值。②子宫内显示单个或多个妊娠囊，囊内可见两个或多个胎芽。③双绒毛膜、双羊膜囊双胎，早期显示两个分开的妊娠囊（图 4-1-2），随着孕龄增加，可显示附着于宫壁不同部位的两个分开的胎盘（图 4-1-3）。如种植部位相近，胎盘可互相融合，但在融合处与相隔的胎膜延续，呈三角形隆起，称"双胎峰"（图 4-1-4、图 4-1-5）。④单绒毛膜囊、双羊膜囊双胎，早期仅见 1 个妊娠囊，随孕龄增加，在妊娠囊中出现两个羊膜囊(图 4-1-6)及 2 个胎体和 1 个胎盘。其间隔由两层羊膜组成，羊膜囊间隔与胎盘交界处无"双胎峰"显示（图 4-1-7）。⑤单绒毛膜囊、单羊膜囊双胎较少见，早期仅见 1 个妊娠囊、胎芽邻近。随孕龄增加，显示羊膜囊内 2 个胎儿间无羊膜间隔（图 4-1-8），2 个胎儿的脐带可相互缠绕。

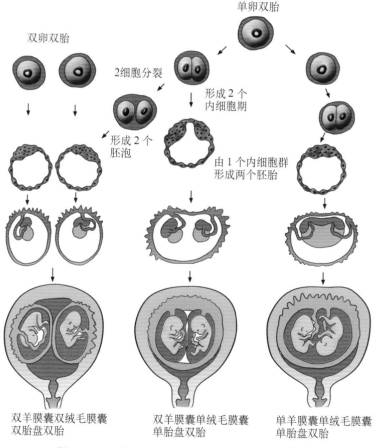

图 4-1-1　单卵双胎和双卵双胎胚胎发育模式图

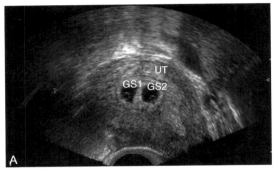

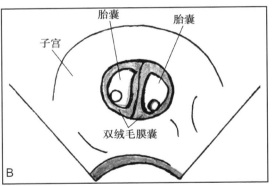

图 4-1-2　孕 6 周 $^{+3}$，双绒毛膜囊双羊膜囊双胎
宫腔内显示两个妊娠囊及卵黄囊
UT—子宫；GS1—妊娠囊 1；GS2—妊娠囊 2

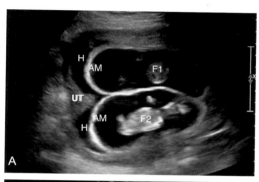

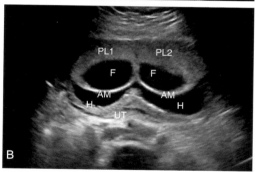

图 4-1-3  孕 12 周，双绒毛膜囊双羊膜囊双胎，绒毛膜下出血

A.宫腔内显示两个妊娠囊及两个胎儿。胎囊下方绒毛膜与宫壁分离，血肿形成；B.横
切面显示两个妊娠囊、两个胎盘

F1—胎儿 1；F2—胎儿 2；AM—羊膜囊；UT—子宫；H—血肿；PL1—胎盘 1；
PL2—胎盘 2；F—羊水

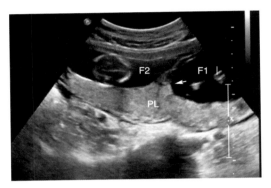

图 4-1-4　孕 13 周，双绒毛膜囊双羊膜囊双胎

两胎盘种植部位相近，胎盘互相融合，可见三角形隆起，称"双胎峰"（↑）

PL—胎盘；F1—胎儿 1，F2—胎儿 2

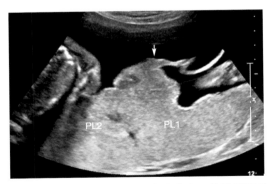

图 4-1-5　孕 23 周，双绒毛膜囊双羊膜囊双胎

两胎盘种植部位相近，胎盘互相融合，可见三角形隆起，称"双胎峰"（↑）

PL1—胎盘 1；PL2—胎盘 2

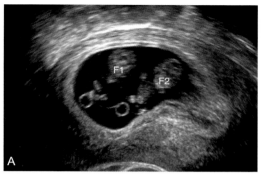

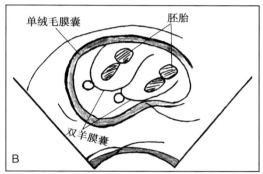

图 4-1-6 孕 10 周，单绒毛膜囊双羊膜囊双胎

宫腔内显示两个胎儿，分别位于各自羊膜囊内

F1—胎儿 1；F2—胎儿 2

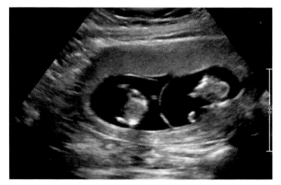

图 4-1-7 孕 11 周，单绒毛膜囊双羊膜囊双胎

宫腔内显示两个胎儿，分别位于各自羊膜囊内

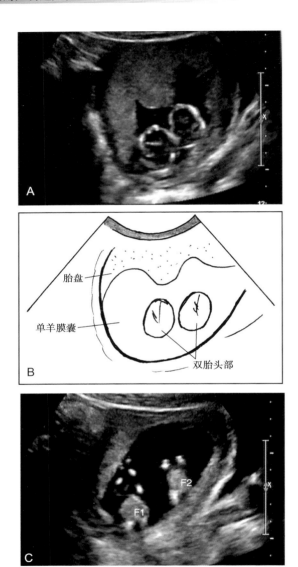

图 4-1-8　孕 12 周，单绒毛膜囊单羊膜囊双胎

A. 宫腔内显示两个胎儿，位于同一羊膜囊内，两胎头邻近；C. 宫腔内为两个胎儿，
位于同一羊膜囊内，图中显示两胎体

F1—胎儿 1；F2—胎儿 2

　　鉴别绒毛膜囊和羊膜囊数的临床意义：①双绒毛膜囊、双羊膜囊双胎的胎盘互不相通，胎儿的胎盘血液循环互不干扰。②单绒毛膜囊、双羊膜囊双胎共用一个胎盘，脐血管分支较易在胎盘内形成吻合，约15%有可能发生双胎输血综合征。③单绒毛膜囊、单羊膜囊双胎易发生双胎输血综合征、脐带缠绕致胎死宫内及双胎联体等并发症。

## 附：双胎输血综合征

　　双胎输血综合征（twin-twin transfusion syndrome, TTTS）是单绒毛膜双胎的严重并发症，其围生期发病率及病死率高达10%～15%。TTTS在单绒毛膜双羊膜囊双胎（MCDA）中发病率约8%～10%。TTTS通常的发病孕周为15～26周。几乎所有的单绒毛膜双胎中均存在血管交通支，包括静脉-静脉吻合（VV）、动脉-动脉吻合（AA）、动脉-静脉吻合（AV）。VV、AA吻合支在胎盘表面，存在双向的血流交换；而AV吻合位于胎盘深处，其交通支通常很丰富，血流交换总体维持平衡则不会发生TTTS，当双侧胎儿血流交换不平衡时导致TTTS疾病发生，而出现供血儿羊水过少、受血儿羊水过多。在此综合征中常伴有胎儿先天性畸形：脐膨出、消化道异常、先天性心脏病、无头无心。当确定其中一个胎儿正常，另一个胎儿患有严重畸形时，要及时给临床及孕妇提供信息（图4-1-9）。

　　1．TTTS诊断标准

　　①MCDA妊娠；②一侧胎儿羊水过少，最大羊水池深度（MVP）<2cm；一侧胎儿羊水过多，MVP>8cm。③指南推荐Quintero分期作为TTTS的分期系统，即根据疾病严重程度分为5期（表4-1-1）。

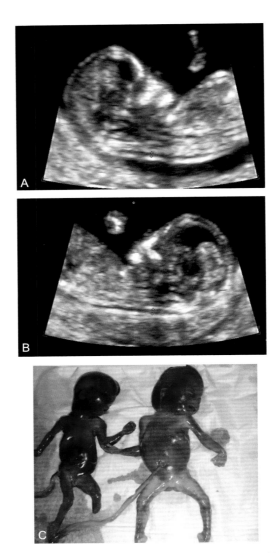

图 4-1-9　双胎输血综合征早孕期两胎儿 NT 测值

A. 孕 12 周，单绒毛膜囊双羊膜囊双胎，胎儿 1NT 为 0.9mm ；B. 胎儿 2NT 为 1.5mm；C.6 周后引产标本外观

表 4-1-1　Quintero 分期系统

| 分期 | 超声指标 | 标准 |
|---|---|---|
| I | 最大羊水池深度（MVP） | 供血儿 MVP<2cm，受血儿 >8cm |
| II | 膀胱 | 观察时间超过 60min，供血儿膀胱不显示 |
| III | 脐动脉、静脉导管，脐静脉多普勒血流频谱 | 脐动脉舒张期血流消失或倒置，静脉导管 a 波反向，脐静脉搏动 |
| IV | 水肿 | 其中一胎或双胎水肿 |
| V | 无胎心 | 其中一胎或双胎死亡 |

2. 超声图像特征

① 双胎发育不一致，供血儿羊膜腔狭小，羊水过少，宫内发育迟缓，胎体贴近宫壁。双顶径、腹围明显小于受血儿，腹围在晚孕时相差更悬殊。

② 胎盘受血儿部分明显水肿增厚。

③ 脐动脉血流阻力升高，晚孕期受血儿升高更为明显。

④ 受血儿可出现充血性心力衰竭，心脏扩大，三尖瓣反流及胸腔积液、腹水。

# 第五章
# 胎儿附属物超声表现

5

## 第一节  胎  盘

### 一、正常胎盘超声解剖

1. 胎盘

胎盘（placenta）由丛密绒毛膜与母体底蜕膜共同构成，是胎儿与母体之间进行物质交换的主要结构。胎盘的位置：正常情况下，胎盘附着在子宫前壁、后壁、宫底或侧壁；当胎盘附着于子宫下段时，若覆盖或靠近宫颈内口，则称为低置胎盘或前置胎盘。

2. 胎盘大小

正常足月妊娠胎盘直径 15 ~ 20cm，体积 400 ~ 600cm$^3$。超声检查通常是测量胎盘厚度，反映胎盘大小。正常胎盘厚度不超过 5cm。

胎盘分为胎儿面、母体面和胎盘实质。胎盘胎儿面，即绒毛板，其表面覆盖羊膜；胎盘母体面，即基底板，附着于子宫壁；胎盘实质呈腺体样回声，胎盘钙化是妊娠正常生理过程。

3. 胎盘的超声分级

胎盘分级反映胎盘钙化和纤维化的程度，根据胎盘绒毛板、基底板和胎盘实质的声像图特征，将胎盘分为四级（图 5-1-1，表 5-1-1）。

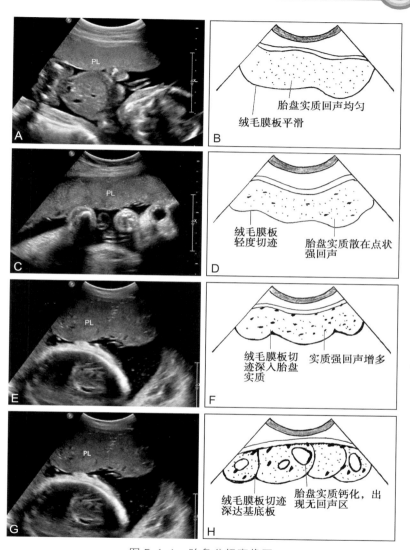

图 5-1-1 胎盘分级声像图

A、B. 胎盘 0 级。孕 20 周,胎盘实质回声均匀,绒毛膜板光滑,基底板平整。C、D. 胎盘 I 级。孕 32 周,胎盘实质散在点状强回声,绒毛膜板显示轻微波浪状,基底板平整。E、F. 胎盘 II 级。孕 35 周,胎盘实质不均,点状强回声增多,绒毛膜板出现切迹深入胎盘实质,未达基底板,基底板呈短线条状强回声。G、H. 胎盘 III 级。孕 40 周,胎盘实质出现环状钙化,中央呈无回声,绒毛膜板切迹深达基底板,基底板呈强回声融合,范围增大

PL—胎盘

表 5-1-1　胎盘成熟度超声分级

| 级别 | 绒毛板 | 胎盘实质 | 基底板 |
|---|---|---|---|
| 0 | 光滑 | 回声均匀 | 平整 |
| Ⅰ | 轻微波浪起伏 | 散在点状强回声 | 平整 |
| Ⅱ | 出现切迹，深入胎盘实质，未达基底板 | 回声不均，点状强回声增多 | 短线条状强回声 |
| Ⅲ | 切迹深达基底板 | 出现环状钙化，后方可伴声影，中央可有无回声 | 强回声融合，范围增大，后方可伴声影 |

如果胎盘出现以上两种分级特征，应按较高级别分级。胎盘早熟（34 周前达到Ⅲ级），提示胎儿可能合并宫内发育迟缓、先兆子痫；而妊娠期糖尿病、Rh 血型不合的患者，则常出现胎盘不成熟。

## 二、胎盘异常

胎盘异常包括大小、形状、位置异常，胎盘早剥，胎盘植入及胎盘血管瘤等。

### （一）胎盘大小异常

1. 胎盘小

通常指成熟胎盘厚度小于 2.5cm，胎盘薄常常是小龄胎儿的一个指标或生长发育迟缓的一个征兆。

2. 胎盘过大

通常指成熟胎盘厚度大于 5cm。检查时要围绕母体子宫表面行 360°扫查，注意扫查角度，采用声束垂直于胎盘组织切面进行测量，则能清楚显示胎盘是否增厚，以免造成胎盘增厚或胎盘小的假象（图 5-1-2）。胎盘均匀增厚见于特发性、孕

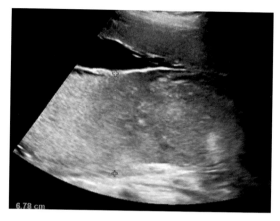

图 5-1-2　孕 26 周，胎盘增厚
胎儿水肿，显示胎盘增厚（＋＋）6.7cm

妇糖尿病，免疫和非免疫性水肿，感染（梅毒、巨细胞病毒、弓形虫等），非整倍体胎儿及胎儿或母亲贫血；胎盘不均匀增厚见于胎盘出血、葡萄胎、三倍体胎儿、绒毛炎及某些综合征（Beckwith-Wiedemann syndrome）；胎盘局灶性增厚见于胎盘肿瘤、早剥及肌瘤植入。

**（二）胎盘形状异常**

胎盘形状异常包括副胎盘、轮状胎盘、膜状胎盘等。

1. 副胎盘

指在离主胎盘周边一段距离的胎膜内，有一个或数个胎盘小叶发育，副胎盘与主胎盘之间有血管相连；二维超声显示在主胎盘之外有一个或几个与胎盘回声相同的实性团块，与主胎盘之间至少有 2cm 的距离。CDFI 显示此实性团块与主胎盘之间有血管相连。如果副胎盘是从主胎盘跨过宫颈内口到对侧时，应注意有无前置血管（图 5-1-3、图 5-1-4）；副胎盘易发生残留、出血及感染，如合并前置血管则会发生胎儿窘迫及胎死宫内。

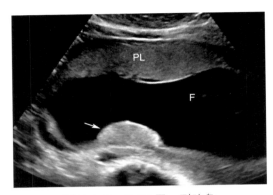

图 5-1-3　孕 23 周，副胎盘
主胎盘位于前壁，纵切面主胎盘对侧显示与胎盘回声相同的实性团块（↑）
PL—胎盘；F—羊水

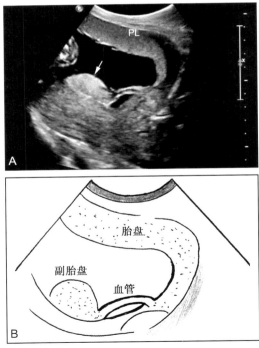

图 5-1-4　孕 19 周，副胎盘（↑）并前置血管
主胎盘位于前壁，纵切面显示副胎盘从主胎盘跨过宫颈内口到对侧，前置血管
PL—胎盘

2. 轮状胎盘

是指胎盘的胎儿面中心内凹，周围环绕增厚的灰白色环，环是由双折的羊膜和绒毛膜构成的，其间有退化的蜕膜及纤维；超声表现为胎盘边缘呈环状或片状突向羊膜腔，内部回声与胎盘实质回声相似，有出血或梗死者内部可出现无回声或低回声区。探头对胎盘做放射状扫查，即对胎盘边缘做360°扫查观察，有利于判断轮状胎盘的程度（图5-1-5、图5-1-6）；轮状胎盘分完全型与部分型，部分型轮状胎盘不引起任何胎儿异常，完全型轮状胎盘少见，其与胎盘早剥、早产、IUGR、胎儿畸形、围生儿病死率增高有关。

3. 膜状胎盘

是指功能性的绒毛覆盖全部胎膜，胎盘发育如薄膜状结构，占据整个绒毛膜的周边，直径可达35cm，而厚度仅0.5mm，形似薄膜，故称为膜状胎盘；超声表现为胎盘覆盖范围极广，占宫腔壁2/3以上，超声显示宫腔各壁均有胎盘覆盖。胎盘实质回声较少，内见大片流动性点状回声；膜状胎盘由于绝大部分绒毛缺如，绒毛间隙充血明显，胎盘-胎儿循环血量减少，易出现IUGR，或因胎盘低置，引起严重出血。

**（三）胎盘位置异常**

胎盘位置异常包括低置胎盘及前置胎盘。

正常情况下，胎盘附着于子宫体部的后壁、前壁、宫底或侧壁，如果胎盘附着于子宫下段或覆盖在子宫颈内口，位置低于胎儿的先露部，称为前置胎盘（图5-1-7）。根据胎盘边缘与子宫颈内口的关系，分为4种类型：完全性前置胎盘、部分性前置胎盘、边缘性前置胎盘、低置胎盘。

经腹检查时，孕妇应适度充盈膀胱，才能显示宫颈内口与胎盘边缘的关系。膀胱过度充盈时，子宫下段受压后移，易将

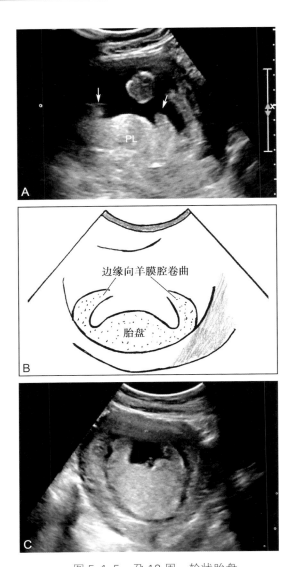

图 5-1-5　孕 12 周，轮状胎盘

A、B.胎盘边缘部分向羊膜腔卷曲；C.胎盘边缘与胎盘主体之间可见羊水显示

PL—胎盘；↑—胎盘边缘

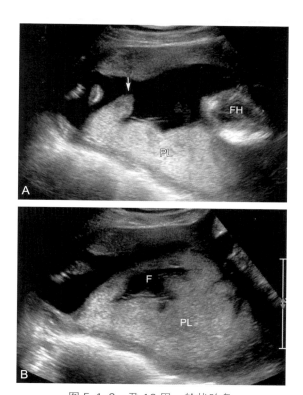

图 5-1-6　孕 16 周，轮状胎盘

A. 胎盘边缘部分向羊膜腔卷曲；B. 胎盘边缘与胎盘主体之间可见羊水显示

↑—胎盘边缘；PL—胎盘；FH—胎头；F—羊水

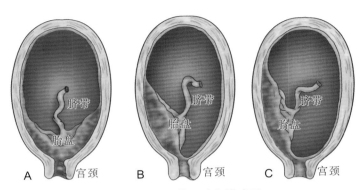

图 5-1-7　前置胎盘模式图

A. 完全性前置胎盘；B. 部分性前置胎盘；C. 边缘性前置胎盘

子宫下段误认为宫颈，而将正常位置的胎盘误诊为前置胎盘或低置胎盘。如胎盘附着在子宫后壁，因胎儿先露部遮住胎盘回声，经腹部超声不能充分显示胎盘与宫颈内口的关系，容易漏诊前置胎盘。

　　可采用经会阴扫查法，无须充盈膀胱，且扫查时不受胎先露干扰，直接显示子宫下段与宫颈内口关系，准确性高。笔者认为采用此方法检查较经腹检查更具有优越性。

　　1. 超声图像特征

　　(1) **完全性前置胎盘**　宫颈内口完全被胎盘组织覆盖（图5-1-8）。

　　(2) **部分性前置胎盘**　宫颈内口部分被胎盘组织覆盖。如发生出血时，胎盘母体面与宫颈内口间出现无回声区（图5-1-9）。

　　(3) **边缘性前置胎盘**　胎盘附着于子宫下段，边缘不超过子宫颈内口（图5-1-10）。

　　(4) **低置胎盘**　胎盘位于子宫下段，接近子宫颈内口，足月妊娠胎盘下缘距宫颈内口小于3cm（图5-1-11）。

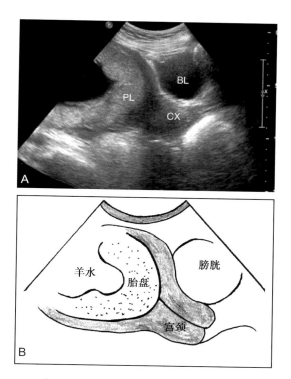

图 5-1-8 孕 21 周，完全性前置胎盘

图中显示子宫颈内口全部为胎盘组织覆盖

PL—胎盘；CX—宫颈；BL—膀胱

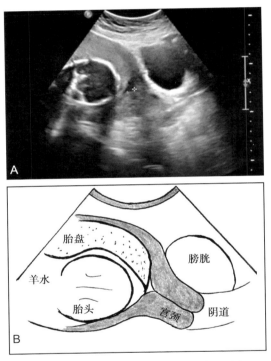

图 5-1-9　孕 23 周，部分性前置胎盘

图中显示子宫颈内口部分为胎盘组织覆盖，因出血，胎盘母体面与宫颈内口间出现
无回声区（++）

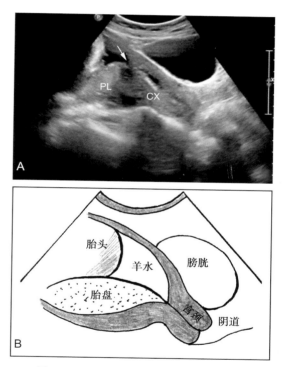

图 5-1-10 孕 32 周, 边缘性前置胎盘

图中胎盘附着于子宫下段, 边缘未超过子宫颈内口(↑)

PL—胎盘; CX—宫颈

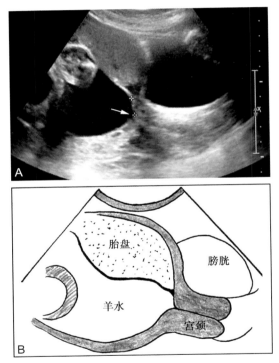

图 5-1-11　孕 32 周，低置胎盘

图中显示胎盘下缘距宫颈内口（↑）1.2cm（++）

2．注意事项

28周前诊断前置胎盘应慎重，因中孕期胎盘前置状态多可发生胎盘迁移，若无阴道出血，应定期观察。

### （四）胎盘早剥

胎盘早剥是妊娠20周后或分娩期，正常位置的胎盘在胎儿娩出前，部分或完全从子宫壁剥离。发生原因可能为重度妊娠高血压、慢性高血压、慢性肾病引起的血管病变，腹部直接受撞击和外倒转术等机械因素以及子宫内压力急剧改变等，造成底蜕膜血管破裂出血，形成血肿，胎盘与子宫壁分离。通常有腹痛、阴道流血、子宫张力高等临床表现。

临床上将胎盘早剥分为显性、隐性和混合性剥离3种类型（图5-1-12）。显性剥离的出血大部分经宫颈流出，胎盘后方血肿较小，常难以显示胎盘后方的血肿回声。隐性剥离可见胎盘与子宫壁间血肿形成，出现一处或多处局限性无回声或不规则低回声；胎盘明显增厚，厚度＞5cm，向羊膜腔内突出，胎儿被挤向宫腔一侧；血液破入羊膜腔时，羊水显示混浊，可见有点状强回声在羊水中漂浮。如果剥离面过大，可能出现胎心减慢甚至胎死宫内。

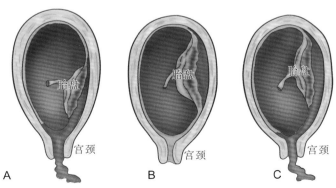

图 5-1-12　胎盘早剥模式图

A．显性剥离；B．隐性剥离；C．混合性剥离

1. 超声图像特征

胎盘局部增厚；实质内部回声杂乱；胎盘后血肿形成（图5-1-13～图5-1-16）；羊水浑浊，可见点状强回声漂浮。如显性出血，胎盘后血肿较小或无典型血肿则易漏诊。对临床可疑胎盘早剥者，应严密动态观察。

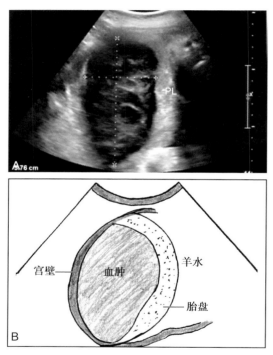

图 5-1-13　孕 29 周，胎盘早剥、胎死宫内

胎盘与宫壁几乎全部分离，血肿形成（++）

PL—胎盘

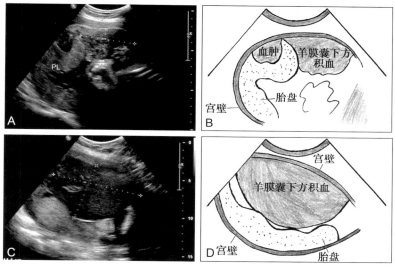

图 5-1-14 孕 31 周，胎盘早剥

A、B. 胎盘增厚，向羊膜腔内突出，其后方显示局限性无回声，胎盘上极与子宫壁分离，形成不均回声区（++）；C、D. 羊膜下血肿形成（++）

PL—胎盘

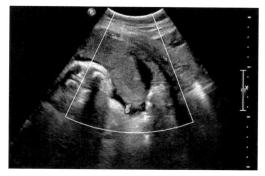

图 5-1-15 孕 38 周，胎盘早剥

胎盘下缘与宫壁分离，出现局限性无回声，CDFI 显示无回声区内无血流信号

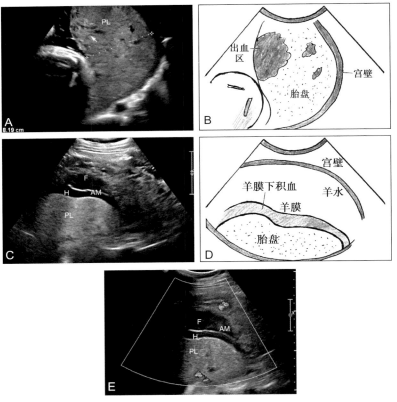

图 5-1-16　孕 38 周 +5，胎盘早剥

A、B. 胎盘增厚（++）8.1cm，实质回声不均，近胎盘子面显示不均回声区（↑）；
C、D. 部分胎盘表面显示羊膜分离，血肿形成；E.CDFI 显示血肿内未见血流信号
PL—胎盘；F—羊水；H—血肿；AM—羊膜

2．鉴别诊断

胎盘早剥及其形成血肿时，应注意与子宫肌壁收缩和子宫肌瘤相鉴别。子宫肌壁收缩是暂时性的，很快就恢复正常；子宫肌瘤通常较血肿固定，在严密监视的短时间内不会长大，而血肿很可能增大。巨大的胎盘内母体血池显示为胎盘内低回声或无回声，应避免与胎盘后血肿混淆。仔细观察胎盘内血池有血流流动，而胎盘早剥的血肿无此现象，CDFI 血肿内无血流信号显示。

**（五）胎盘植入**

胎盘植入指胎盘附着异常，表现为胎盘绒毛异常植入到子宫肌层。

植入的常见部位为剖宫产术后子宫瘢痕、黏膜下肌瘤、子宫下段、残角子宫等。由于子宫瘢痕易导致蜕膜缺乏，使基底层绒毛迅速扩展侵入子宫肌层；子宫下段内膜血供相对不足，易引起不全脱落；残角子宫内膜发育较差。

1．根据胎盘植入程度，分为 3 种类型

（1）**胎盘粘连** 胎盘植入较浅，仅与宫壁接触。

（2）**胎盘植入** 胎盘植入较深，绒毛达深部肌层。

（3）**胎盘穿透** 胎盘绒毛穿透宫壁肌层，常侵入膀胱或直肠。

2．超声图像特征

①胎盘后方子宫肌层低回声带（正常厚约 1～2mm）消失或明显变薄 ≤ 2mm，宫壁与胎盘之间的强回声蜕膜界面消失（图 5-1-17）。

②子宫与膀胱的强回声线变薄，显示不规则或中断。

③胎盘植入时，胎盘内常可显示一处或多处无回声腔隙。

④胎盘附着处显示子宫壁局部向外生长包块。侵及膀胱时，显示与子宫相邻的膀胱浆膜层强回声带消失，可见局部外突的、结节状膀胱壁包块。

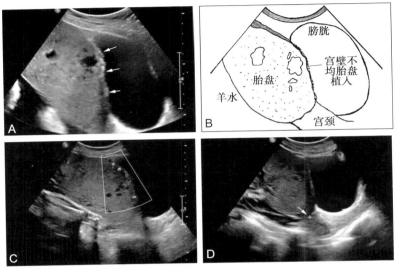

图 5-1-17　孕 33 周，胎盘植入、前置胎盘（曾剖宫产 2 次）

A、B. 前壁胎盘，胎盘绒毛植入达肌层，胎盘内显示无回声腔隙，胎盘附着处子宫壁局部不规则，并向外突出（↑）；C. CDFI 显示胎盘植入部位血管分布增多且不规则；D. 图中显示胎盘组织覆盖部分子宫颈内口（↑）

⑤既往有剖宫产史，有前壁胎盘合并前置胎盘时应高度警惕胎盘植入的可能。

⑥CDFI 显示胎盘周围血管分布明显增多且不规则。

**（六）胎盘血管瘤**

胎盘血管瘤又称胎盘绒毛膜血管瘤，是一种原发性良性非滋养层肿瘤，较少见。

**1. 超声图像特征**

超声表现为边界清楚的圆形或类圆形结节，位置通常邻近脐带入口，靠绒毛膜表面，内部回声以低回声或蜂窝状无回声较多见，强回声较少见。肿瘤内部血流较丰富，CDFI 可显示肿瘤内高速或低速血流，此点可与胎盘血肿鉴别（图 5-1-18 ～图 5-1-21）。

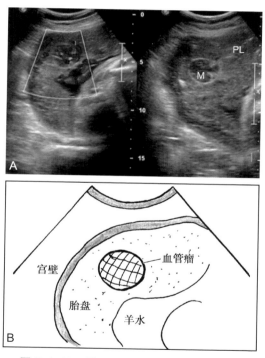

图 5-1-18　孕 39 周，胎盘绒毛膜血管瘤

A. 右图胎盘内见一圆形低回声结节，边界清晰；左图 CDFI 显示结节内部及周边血流信号

PL—胎盘；M—胎盘绒毛膜血管瘤

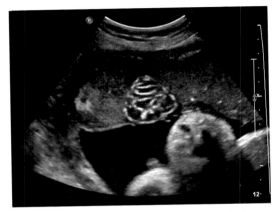

图 5-1-19　孕 32 周，胎盘绒毛膜血管瘤

胎盘内见一类圆形结节，内部回声呈蜂窝状，边界清晰

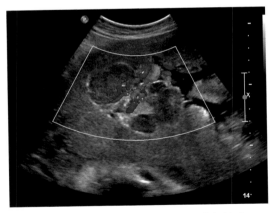

图 5-1-20　孕 40 周，胎盘绒毛膜血管瘤

胎盘内见一类圆形低回声结节、边界清晰，CDFI 显示结节内部血流信号

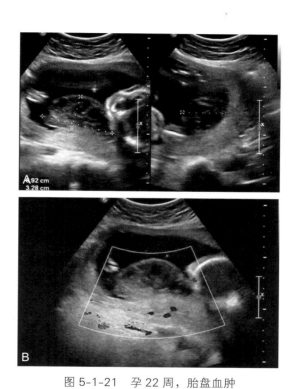

图 5-1-21　孕 22 周，胎盘血肿

A. 左图胎盘近绒毛膜表面可见蜂窝状无回声包块，范围 6.9cm×3.2cm；右图纵切
面厚 4.3cm；B.CDFI 包块内部未探及血流信号

2. 鉴别诊断

① 胎盘绒毛板下、胎盘实质内常可见无回声及低回声区，多为纤维蛋白沉积或绒毛间血栓，无临床意义（图 5-1-22）。胎盘后方有时可见条状无回声，为子宫静脉。胎盘囊肿位于胎盘表面，突向羊膜腔（图 5-1-23）。

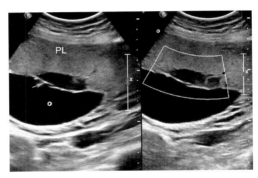

**图 5-1-22　孕 22 周，绒毛板下纤维蛋白沉积**

左图绒毛板下显示不规则低回声区（↑），内见细小点状中等回声缓慢蠕动；右图 CDFI 其内未见血流信号显示

PL—胎盘

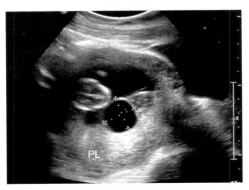

**图 5-1-23　孕 14 周，胎盘囊肿**

胎盘近绒毛膜表面突出无回声肿物，与胎盘实质分界清晰，CDFI 肿物内未显示血流信号

PL—胎盘

② 子宫收缩时，局部肌层增厚，酷似子宫肌瘤，若恰位于胎盘后方则可能误认为胎盘占位，应间隔数分钟至半小时后再检查，若为收缩的肌壁则会平复（图 5-1-24）。

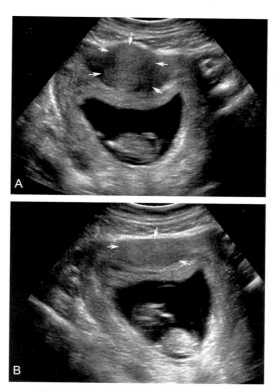

图 5-1-24　孕 11 周，子宫局部收缩

A. 子宫收缩时，局部肌层增厚，酷似子宫肌瘤（↑）；B. 间隔半小时后检查，显示收缩的肌壁平复（↑）

# 第二节 脐 带

脐带连接于胎儿腹部表面和胎盘的胎儿面，是母体与胎儿血流交换的纽带。超声是产前发现脐带异常的首选方法，对降低围生儿发病率、病死率有重要意义。常见的脐带异常有脐带缠绕、脐血流比值异常、单脐动脉、脐带囊肿、脐带肿瘤、脐带局部华通胶增厚、脐静脉瘤、脐动脉瘤、脐带血栓、水肿、脐带打结、扭转及脐带附着异常等。

## 一、正常脐带

正常脐带附着于胎盘胎儿面近中央处，妊娠足月胎儿脐带长 30 ~ 100cm，平均 55cm，表面覆盖羊膜呈灰白色。由于脐血管比脐带本身长，脐带呈螺旋状。脐带缠绕的原因与脐带过长、胎儿小、羊水过多及胎动频繁有关。脐带缠绕部位以颈部最多见，缠绕 1 ~ 2 圈者居多，3 圈以上者较少。脐带绕颈 2 圈以上且绕得很紧可导致胎儿宫内窘迫及胎儿其他并发症。超声表现胎儿颈部纵切面显示脐带在颈后皮肤形成的"U"（绕颈 1 周）（图 5-2-1）、"W"（绕颈 2 周）（图 5-2-2）或波浪形（绕

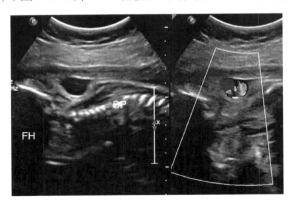

**图 5-2-1 孕 35 周，脐带绕颈 1 周**

左图显示脐带在颈后皮肤形成的"U"形压迹；右图 CDFI 显示脐带血流信号

FH—胎头；SP—脊柱

颈 3 周以上）压迹（图 5-2-3）。横切面 CDFI 显示环绕胎儿颈部的环状血流。脐带缠绕肢体时则显示环绕肢体的脐带回声及环状血流信号。

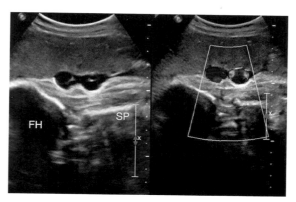

**图 5-2-2　孕 34 周，脐带绕颈 2 周**

左图显示脐带在颈后皮肤形成的"W"形压迹；右图 CDFI 显示脐带血流信号

FH—胎头；SP—脊柱

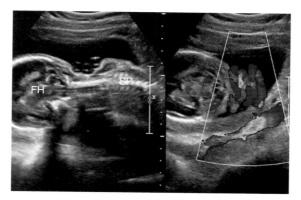

**图 5-2-3　孕 23 周，脐带绕颈 3 周**

左图显示脐带在颈后皮肤形成的波浪形压迹；右图 CDFI 显示脐带血流信号

FH—胎头；SP—脊柱

## 二、脐动脉血流

脐动脉血流，可反映胎儿 – 胎盘循环情况。随着妊娠周数增加，绒毛血管增多，胎盘逐渐成熟，胎盘阻力下降，使脐动脉扩张，血流量增加。正常脐动脉在 12 周开始，出现舒张期血流信号，脐动脉血流阻力随孕周增加而逐渐降低，表现为舒张期血流逐渐增加（图 5-2-4）。

常用评价脐动脉血流的参数为 S/D（收缩期与舒张期峰值流速比值）、RI（阻力指数）及 PI（搏动指数）。S/D 可预测胎儿宫内缺氧，提示胎儿预后。妊娠 30 周后 S/D < 3.0，妊娠 36 周以后，S/D 在 2.5 以下，S/D > 3.0 为脐动脉阻力增高。

S/D 异常可见于多种妊娠并发症，如妊高征、糖尿病、贫血；也见于脐带过紧缠绕、打结；胎儿宫内发育迟缓者。S/D 值越高，胎儿危险性越大。如出现脐动脉舒张期血流消失，甚至舒张期反流，强烈提示胎盘循环障碍和胎儿宫内窘迫（图 5-2-5 ~ 图 5-2-7）。

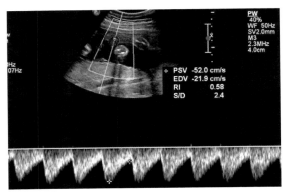

图 5-2-4　孕 24 周，脐动脉频谱正常

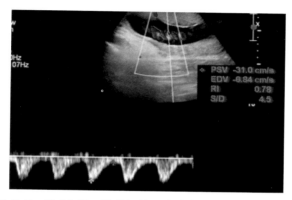

图 5-2-5　孕 31 周，脐带扭转。脐动脉频谱舒张期血流减少
产后证实脐带过短（30cm），扭转 28 周

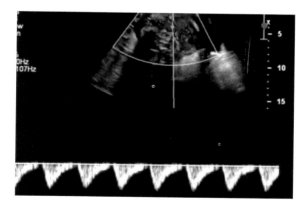

图 5-2-6　孕 26 周，胎盘早剥
脐动脉频谱舒张期血流消失

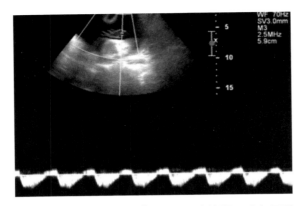

图 5-2-7　孕 32 周 $^{+6}$，重度子痫前期，胎盘早剥
脐动脉频谱舒张期反向血流

## 三、单脐动脉

单脐动脉（single umbilical artery,SUA）是指脐带内只有一条脐动脉，是脐带异常中最常见的一种。单发单脐动脉无其他结构异常，新生儿预后良好，如同时合并其他结构异常，非整倍体及其他畸形的风险增高。合并畸形多为泌尿系及心血管畸形，如肾盂积水、多囊性肾发育不良、单侧肾缺如、法洛四联症、左心发育不良、主动脉缩窄、三尖瓣闭锁、室间隔缺损、心内膜垫缺损等。消化道、中枢神经系统、呼吸道畸形以及染色体异常也较多见。单脐动脉的多普勒测定显示血管阻力与正常无差异。超声表现脐带长轴切面显示脐带内仅有两条血管结构，横切面仅见到两个血管腔断面，失去正常的"品"字形，而呈"吕"字形。CDFI 显示一红一蓝两个圆形结构。膀胱水平横切面仅显示一侧脐动脉而对侧脐动脉缺如（图 5-2-8）。

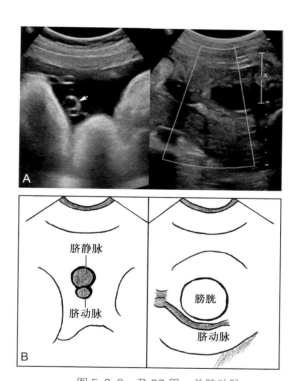

图 5-2-8 孕 37 周，单脐动脉

左图脐带横切面呈"吕"字形（↑）；右图 CDFI 显示，膀胱横切面仅一侧走行脐动脉

## 四、脐带囊肿

脐带囊肿分为尿囊囊肿和假囊肿。

尿囊囊肿为脐带根部边界清晰、圆形或椭圆形、有一定张力的囊肿，内部呈无回声，是胚胎发育过程中尿液积聚在尿囊内形成的囊肿，可与膀胱相通或不相通，与膀胱相通的尿囊囊肿会随膀胱的排空或充盈而缩小或增大。通常尿囊囊肿的预后均较好。

脐带假囊肿显示为脐带局部增粗，假囊肿边界清晰或欠清晰、无张力，有些其内可见稀疏点状回声。是由包绕脐带的华通胶局部水肿或局部蜕变形成的囊腔内黏液，较尿囊囊肿更常见。如发现脐带假囊肿时，要仔细检查胎儿是否合并畸形（图5-2-11），对合并畸形者应建议行染色体检查。超声表现脐带内部或表面突出圆形无回声包块，壁菲薄、完整，CDFI 包块内无血流信号显示（图 5-2-9、图 5-2-10）。

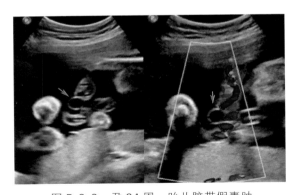

图 5-2-9　孕 24 周，胎儿脐带假囊肿

左图脐带内近胎儿腹壁段突出直径 1.1cm 圆形无回声包块（↑）；右图 CDFI 包块内无血流信号显示

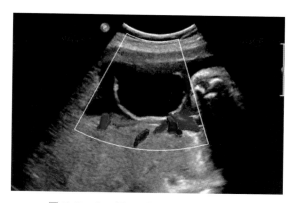

图 5-2-10　孕 28 周，胎儿脐带假囊肿

脐带横切面，脐带表面近胎盘段突出圆形无回声包块 5.8cm×4.0cm，壁菲薄、完整

## 五、脐静脉血栓

脐静脉血栓罕见，预后不良。可发生于脐静脉扩张时体外部分脐带内，形成原因尚不明确。表现为脐带高度水肿，脐静脉充满点状回声，脐静脉完全阻塞时，CDFI 无血流信号显示（图 5-2-11、图 5-2-12）。

## 六、脐带赘生物

脐带赘生物较罕见，且多为良性肿瘤，如血管瘤、畸胎瘤、黏液瘤等。超声表现为脐带任何一段突起或膨出肿物（图 5-2-11），也可表现为脐带局限性瘤样扩张，形成球形肿块，内部回声均匀或不均，可呈实性、囊实性或囊性。脐带肿瘤的周围因有大量华通胶支持，保护脐带血管不受压迫，使血流保持通畅。但如肿瘤引起脐带扭转、狭窄、受阻或血栓形成时，可造成血流不畅，导致胎儿宫内缺氧，甚至死亡。

脐带赘生物应与脐膨出相鉴别。脐膨出是脐带根部，内脏向脐带内膨出，形成形态规则的圆形或椭圆形包块（图 5-2-13），脐带入口在包块表面顶部或一侧，追踪扫查脐带多正常。

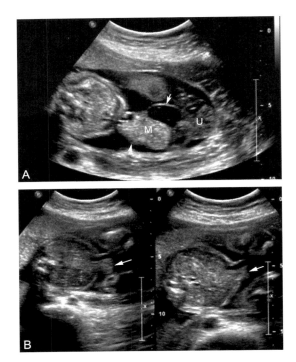

图 5-2-11　孕 23 周，胎儿脐带赘生物、脐带假囊肿、脐静脉血栓，合
并 Dandy-Walker 畸形、心率过速

A. 脐带腹壁入口横切面，显示脐带实性肿物及脐带囊肿（↑），脐静脉内可见点状
回声　U—脐带；M—赘生物；↑—囊肿；B. 胎儿腹部横切面，显示脐带根部脐静
脉内充满细密点状回声，似呈实性（↑），脐动脉显示清晰

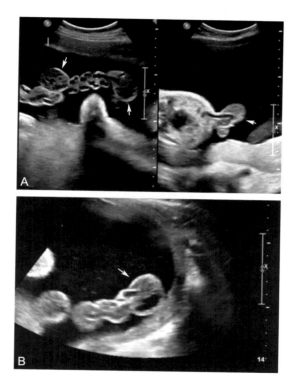

图 5-2-12 孕 32 周，胎儿脐静脉血栓、单脐动脉，合并 Dandy-Walker
畸形、室间隔缺损及羊水多

A．左图脐带失去正常的螺旋状排列（↑）；右图脐带腹壁入口横切面，显示脐静脉
内充满细密点状高回声，似呈实性（↑），脐动脉显示清晰；B．放大图像显示脐静
脉内充满高回声更清晰（↑）

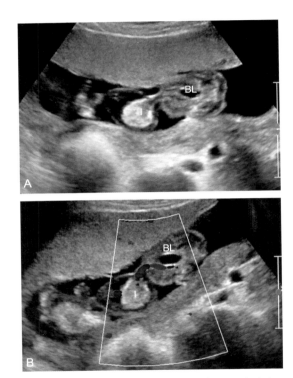

图 5-2-13　孕 17 周，胎儿脐膨出、单脐动脉

A. 腹部横切面，显示脐部膨出包块，形态规则；B. CDFI 显示膀胱一侧脐动脉

BL—膀胱；I—肠管

## 七、脐静脉扩张

脐带内脐静脉，有时包括肝内脐静脉可发生扩张，其管径明显增宽。此现象常见于胎儿严重贫血、胎儿血容量过大等。超声很容易观察到脐静脉扩张，脐带纵、横切面均可见脐静脉充盈，管径明显大于正常测值。正常时，妊娠 20 周左右的脐静脉横径小于 5mm；晚期妊娠的脐静脉横径小于 8mm。如果脐静脉扩张合并胎儿异常，超声即可检出相应的异常表现。有时脐带内脐静脉管径正常，而腹腔内脐静脉扩张，较常见的部位是刚进入腹腔的那段脐静脉（图 5-2-14），此种表现可见于正常胎儿。

## 八、脐带打结

脐带打结，有真结和假结两种。假结是指因脐血管较脐带长，血管卷曲似脐带打结，或因脐静脉较脐动脉长，形成迂曲似结，对胎儿无大影响。脐带真结多先为缠绕胎体，后因胎儿穿过脐带套环而成真结。若脐带真结未拉紧则无影响，否则胎儿血循环受阻可致胎死宫内。

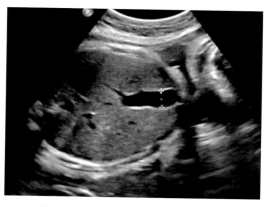

图 5-2-14　孕 32 周，胎儿脐静脉扩张，横径 12.4mm（++）

## 九、脐带扭转

脐带扭转为胎儿活动可使脐带顺其纵轴扭转呈螺旋状，生理性扭转可达 6 ~ 11 周。脐带过度扭转在近胎儿脐根部变细呈索状坏死，引起血管闭塞或伴血栓形成，胎儿可因血运中断而死亡。

## 十、脐带附着异常

脐带附着于胎盘边缘者（<2cm），称为球拍状胎盘，可致胎儿宫内生长受限、胎儿窘迫或死亡（图 5-2-15）。附着于胎膜上，脐带血管通过羊膜与绒毛膜间进入胎盘者，称为脐带帆状附着（图 5-2-16）。与低出生体重儿、小于胎龄儿、早产、低 Apgar 评分有关，有学者发现帆状附着与单脐动脉相关。若胎膜上的血管跨过宫颈内口位于胎先露部前方，称为前置血管（图 5-1-4）。若前置血管受胎先露部压迫，可致脐带血循环受阻，胎儿窘迫或死亡。

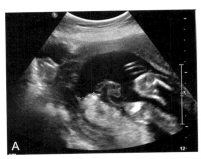
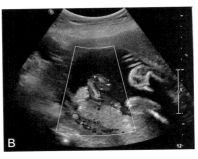
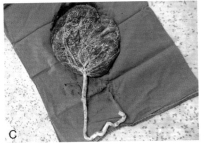

图 5-2-15　孕 24 周，球拍状胎盘
A. 脐带附着于胎盘边缘，距边缘 1.4cm（++）；B. CDFI 显示脐带红蓝相间血流，自胎盘边缘发出；C. 产后胎盘外观图，形似球拍

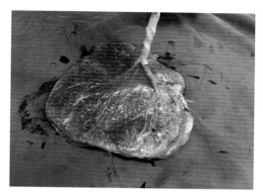

图 5-2-16　产后胎盘外观图，脐带帆状附着

# 第三节　羊　　水

羊水是存在于羊膜腔内的液体。羊水来源于羊膜上皮细胞分泌及胎儿的代谢产物胎儿尿液等。羊水的吸收途径包括胎儿吞咽羊水、胎儿体表皮肤的吸收及胎盘和脐带表面羊膜上皮吸收。

在全部孕期中，羊水量不是固定不变的，从孕 16 周约 200ml 逐渐增加至妊娠晚期约 1000ml，以后逐渐减少，至孕 40 周羊水量约为 800ml，到妊娠 42 周减少为 540ml。妊娠晚期羊水量超过 2000ml 为羊水过多，少于 300ml 为羊水过少。

所测量羊水区域内不应有脐带或胎体。一般在孕 37 周前采用最大羊水垂直深度测量法；孕 37 周后采用羊水指数（AFI）测量法。羊水指数（AFI）是将母体腹部以脐为中心分为四个象限，将每个象限的羊水最大垂直径相加的总数来估测羊水量。

## 一、羊水多

当 AFI ≥ 25cm 时，即诊断羊水过多。最大羊水垂直深度测量法，如最大羊水垂直深度 ≥ 8cm，也为羊水过多的标准（图 5-3-1、图 5-3-2）。羊水过多时，应仔细检查胎儿是否合并畸

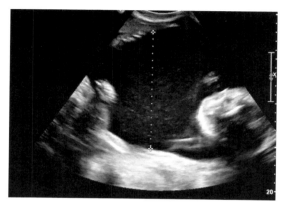

图 5-3-1　孕 24 周，胎儿唇裂、室间隔缺损及羊水过多
羊水最大垂直深度 13.1cm（++）

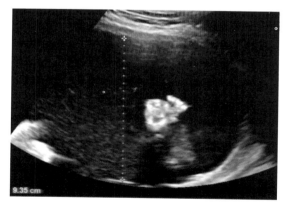

图 5-3-2　孕 27 周，胎儿单心房、单心室及羊水过多
羊水最大垂直深度 9.3cm（++）

形存在，如神经管畸形、心脏畸形、消化道畸形、妊娠合并糖尿病、妊娠高血压综合征、胎儿染色体异常等。但一部分胎儿畸形可能难以被超声发现，如腭裂、食管闭锁气管食管瘘、下消化道梗阻、中枢性吞咽障碍、染色体异常等。

## 二、羊水少

羊水指数（AFI）≤ 5cm 为羊水过少，≤ 8cm 为羊水偏少。最大羊水垂直深度≤ 2cm 为羊水过少（图 5-3-3、图 5-3-4）。其相关发病原因有：胎儿泌尿系统畸形，如先天性肾缺如、双侧多囊性肾发育不良、尿路梗阻等；胎儿宫内发育迟缓（IUGR）、过期妊娠；胎膜早破等均可使羊水量减少。

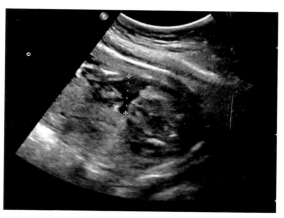

图 5-3-3　孕 24 周，胎儿双肾发育不良、羊水少
羊水最大垂直深度 2.3cm（++）

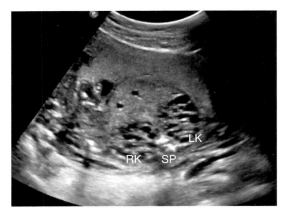

图 5-3-4　孕 22 周，胎儿双侧多囊性肾发育不良，严重羊水过少

# 第六章
# 妊娠盆腔异常超声表现

## 第一节 妊娠伴宫腔内异常回声

### 一、羊膜嵴

增大的子宫腔内常可见到羊水中显示的隔膜状回声，此结构称为羊膜嵴（amniotic shelf）。羊膜嵴为位于羊膜腔外的嵴样结构，突入羊膜腔内，表面被覆羊膜及绒毛膜，一端游离，一端与子宫壁相连。

羊膜嵴见于以下几种情况：

（1）**子宫纵隔** 有先天性子宫发育畸形史，纵隔子宫底部突入宫腔，厚度约数毫米，也可超过1cm。沿纵隔纵切可见其一端附着于宫壁，一端游离，游离缘较纵隔其余部位薄。子宫纵隔上可见条状血流信号，但纵隔血运较子宫体肌壁差，胎盘若附着在纵隔上，其发生宫内发育迟缓和胎盘早剥的危险性增高（图6-1-1～图6-1-3）。

（2）**轮状胎盘**（详见第五章第一节）。

（3）**宫腔粘连带** 通常有刮宫、子宫手术史，可发生在宫腔内任何地方。宫腔粘连带通常较子宫纵隔薄，呈低回声，厚约数毫米，一端与子宫壁相连，连接处呈"Y"形，一端游离，游离缘略厚。约50%的病例胎盘可跨越粘连带。宫腔粘连带一般无临床意义，宫腔粘连带不会缠绕胎体引起胎儿畸形。如果粘连带位于子宫下段，则有可能引起胎位不正（图6-1-4）。

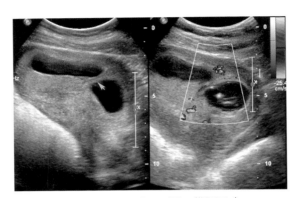

图 6-1-1 孕 12 周，纵隔子宫

左图显示宫腔内带状分隔（↑）；右图 CDFI 显示纵隔上条状血流信号

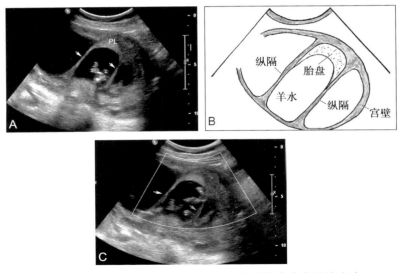

图 6-1-2 孕 14 周，双纵隔子宫（孕妇曾有多次自然流产史）

A、B. 图中条带样回声为纵隔（↑）、胎盘附着于两纵隔间 PL. 胎盘；C.CDFI 显示纵隔上条状血流信号（↑）

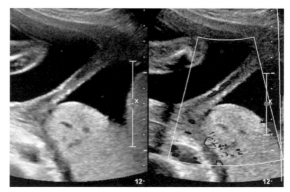

图 6-1-3 孕 22 周，纵隔子宫

图中条带样回声为纵隔，CDFI 显示纵隔上血流信号

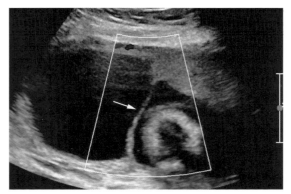

图 6-1-4 孕 22 周，宫腔粘连带

图中显示宫腔内前后壁间可见细带状回声（↑），随胎动而在羊水中左右摆动，胎盘跨越粘连带，CDFI 条带上无血流信号显示

## 二、羊膜带

早期妊娠时羊膜发生破裂，羊水外流至羊膜囊外，致使羊膜部分或全部回缩，形成带状羊膜。由于羊膜带缠绕、压迫突入胚外体腔的胎儿，导致胎体变形、肢体畸形、颅裂、面裂及腹壁缺损等一系列畸形，称羊膜带综合征（图6-1-5）。

## 三、带器妊娠

当妊娠子宫内存在节育器时，超声可显示羊膜囊下方或羊膜囊内的节育器回声，形态各异（图6-1-6、图6-1-7）。

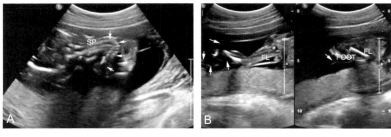

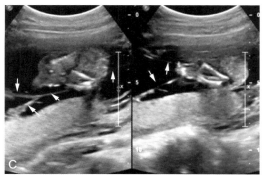

图 6-1-5  孕 19 周，羊膜带综合征

A. 胎儿脊柱严重扭曲变形，羊水中显示多条带状回声，与胎体相连；B. 左图显示左下肢伸直状态，周边缠绕多条羊膜带（↑）；右图显示右下肢弯曲状态，右足被羊膜带缠绕发育异常，动态观察肢体活动明显受限；C. 图中显示羊水中数条带状羊膜回声（↑），缠绕胎体，胎动明显受限

SP—脊柱；FL—股骨；FOOT—足

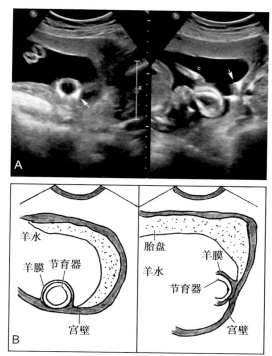

图 6-1-6 孕 19 周，带环妊娠

A. 左图显示宫腔下段圆形节育器回声（↑）；右图不同切面显示节育器回声（↑）

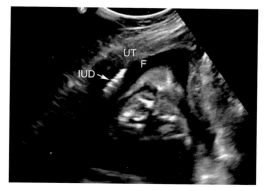

图 6-1-7 孕 24 周，带环妊娠

图中显示宫腔中段节育器回声（↑）

IUD—节育器；UT—子宫；F—羊水

## 第二节　妊娠合并盆腔肿物

### 一、妊娠合并子宫肌瘤

较常见，妊娠会加速肌瘤增长。较大的肌瘤可能对妊娠产生影响，如增加流产发生率、异常胎位的发生率增高、影响子宫收缩和胎盘剥离等。子宫颈部肌瘤可能阻碍产道。产前超声检查了解肌瘤具体部位，可为孕妇采取正确的生产方式及临床医师正确处理并发症提供重要信息。

1. 超声图像特征

子宫肌壁间或黏膜下肌瘤合并妊娠时子宫比孕期大。在子宫各壁可探及实性均匀或不均低回声结节。在妊娠早期，妊娠囊可被挤向一侧；浆膜下肌瘤合并妊娠时，于妊娠子宫外显示外突实性结节（图 6-2-1 ～图 6-2-3）。

2. 注意事项

① 妊娠中晚期因胎儿较大，某些子宫肌瘤不易显示，要环绕宫壁做 360°扫查，可增加显示率。

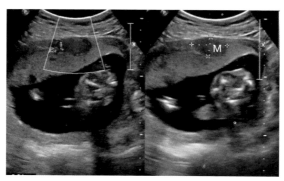

图 6-2-1　孕 16 周，孕妇子宫肌瘤

左图 CDFI 显示结节周边血流信号；右图子宫前壁肌层显示低回声结节（++），M—肌瘤

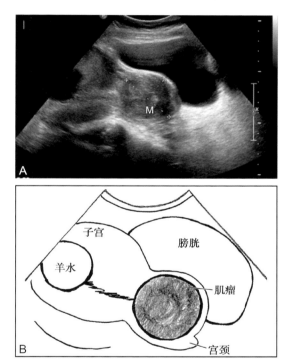

图 6-2-2　孕 16 周，孕妇子宫颈肌瘤

子宫颈部显示不均回声结节 5.2cm×4.7cm（++）　M—肌瘤

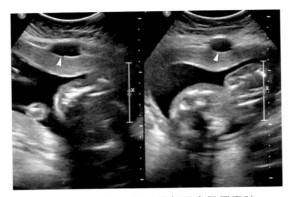

图 6-2-3　孕 21 周，孕妇子宫肌层囊肿

左图纵切面、前壁胎盘与子宫肌层间显示无回声肿物（↑）；右图横切面显示无回声肿物（↑）

② 子宫局部收缩形成的图像酷似肌瘤，要注意鉴别。此现象在妊娠早期多见。收缩部位肌层隆起可使胎囊变形，观察数分钟可见收缩部位平复。

## 二、妊娠合并卵巢肿物

可阻碍胎儿自阴道娩出，还有可能发生肿物蒂扭转和破裂等情况，因此早期诊断很重要。

妊娠早期是发现卵巢肿物较敏感时期，如作盆腔全面扫查，肿物均可被检出。可于妊娠子宫底、体上方，侧壁或后方显示囊性、实性或混合性肿物回声（图 6-2-4 ～图 6-2-6）。到妊娠中晚期，由于胎儿增大，肿物可被增大的子宫推向一侧或后方，从而出现超声扫查盲区，易漏诊。偶见阴道内显示囊性肿物，此时需注意与膀胱鉴别（图 6-2-7）。

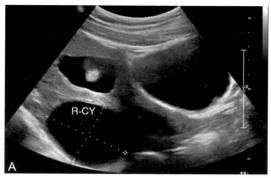

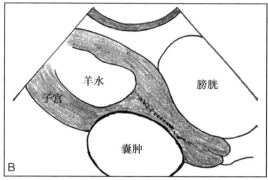

图 6-2-4　孕 9 周，孕妇右卵巢囊肿

图中显示盆腔右侧无回声肿物 5.7cm×4.4cm（++）

R-CY—右卵巢囊肿

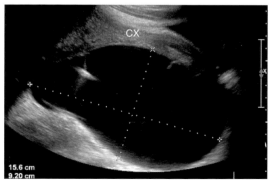

图 6-2-5　孕 21 周，孕妇盆腔右侧囊肿

图中显示盆腔右侧无回声肿物 15.6cm×10.3cm×9.2cm（++），压迫宫颈

CX—宫颈

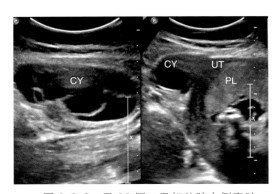

图 6-2-6　孕 28 周，孕妇盆腔右侧囊肿

左图显示盆腔右侧无回声肿物，纵切面内见分隔，大小 8.4cm×4.0cm×4.2cm；右图为囊肿横切面

CY—囊肿；UT—子宫；PL—胎盘

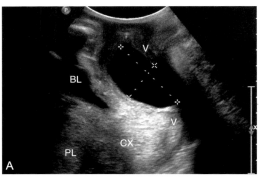

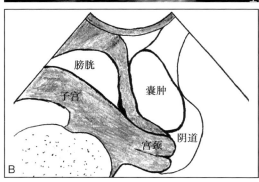

图 6-2-7　孕 29 周，孕妇阴道壁囊肿

图中显示阴道前壁内无回声肿物 4.9cm×2.7cm

V—阴道；CX—宫颈；PL—胎盘；BL—膀胱

# 第三节　宫颈机能不全超声表现

宫颈机能不全指妊娠期宫颈过早地收缩、松弛、扩张、羊膜囊膨出，到一定程度则羊膜囊破裂，是造成习惯性流产及早产的主要原因之一。

## 一、子宫颈长度

指宫颈内口至外口的距离。正常为 3～4cm。产前应常规检查宫颈（cervix），这对于诊断前置胎盘和宫颈机能不全非常重要。经腹检查宫颈时应适度充盈膀胱。孕 20 周后，宫颈常被胎体遮蔽，经腹难以显示，或者胎盘位于后壁，与宫颈关系难以确定时，可在排尿后经会阴超声检查，是观察宫颈并准确测量的理想方法。通常可清晰显示宫颈、宫颈管、宫颈内口及其与胎盘的位置关系。宫颈管呈线样低回声或高回声（图 6-3-1、图 6-3-2）。正常妊娠足月以前宫颈管应维持正常长度，宫颈内口应闭合。临产后，宫颈管逐渐缩短、消失，宫口扩张。未破膜时，胎先露与宫颈管之间形成前羊膜囊扩张宫颈。

## 二、超声图像特征

宫颈缩短，内口扩张，呈"漏斗"状或"鸟嘴"状，羊膜囊突入宫颈管及阴道内（图 6-3-3）。宫颈长度 ≤ 2cm（图 6-3-4），个别宫颈长 2cm 尚属正常。宫颈纵、横断面扫查，内口宽度 ≥ 1.5cm（图 6-3-5）。

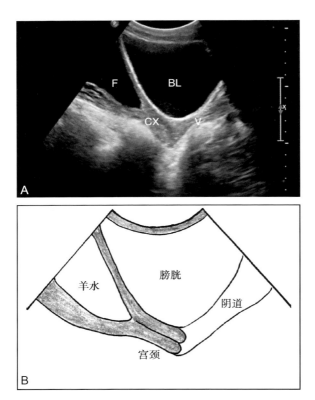

图 6-3-1 孕 20 周，正常宫颈（长度 3.5cm）。经腹部扫查

宫颈管呈线样高回声

CX—宫颈；V—阴道；BL—膀胱；F—羊水

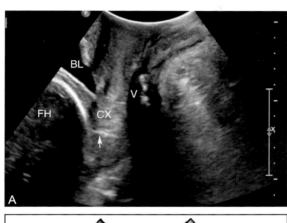

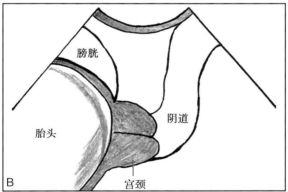

图 6-3-2 孕 33 周，正常宫颈（长度 2.5cm）。经会阴部扫查

宫颈管呈线样高回声（↑）

CX—宫颈；V—阴道；BL—膀胱；FH—胎头

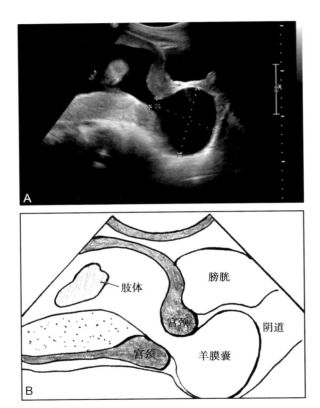

图 6-3-3　孕 23 周，宫颈机能不全。经腹部扫查

孕妇宫颈呈"漏斗"样扩张，外口宽 1.2cm（++），羊膜囊自扩张宫颈管突入阴道
内 7.5cm×7.4cm×6.5cm

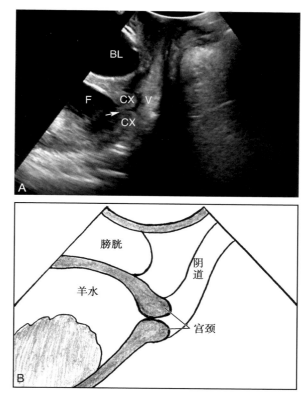

图 6-3-4　孕 33 周，宫颈机能不全。经会阴部扫查

孕妇宫颈缩短，闭合宫颈长 1.0cm（↑）。宫颈管呈线样低回声

CX—宫颈；V—阴道；BL—膀胱；F—羊水

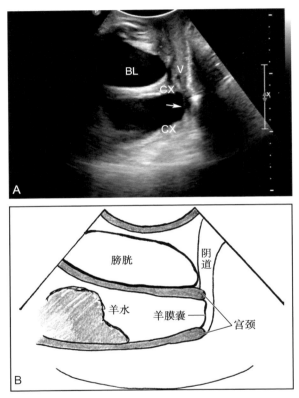

图 6-3-5　孕 27 周，宫颈机能不全。经会阴部扫查

孕妇宫颈外口扩张，宽 2.6cm，羊膜囊自扩张宫颈突入阴道，可见线样羊膜（↑）

CX—宫颈；V—阴道；BL—膀胱

# 参 考 文 献

[1] 谢幸，苟文丽．妇产科学．北京：人民卫生出版社，2014.

[2] 李胜利．胎儿畸形产前超声诊断学．北京：人民军医出版社，2004.

[3] 吴青青．产前超声筛查的风险防范 [J/CD]．中华医学超声杂志：电子版，2011,8(1):1-5.

[4] 王莉，吴青青，陈焰，等．彩色多普勒超声应用于 11 ～ 14 周胎儿筛查的价值 [J/CD]．中华医学超声杂志：电子版，2011,8(1):31-36.

[5] 凌晨，邓学东，刘一琳，等．胎儿淋巴水囊瘤超声诊断联合染色体核型分析 [J/CD]．中华医学超声杂志：电子版，2011,8(4):838-842.

[6] 吴乃森，接连利，范斯萍．胎儿畸形超声诊断图谱．北京：科学技术文献出版社，2006.

[7] 周永昌，郭万学．超声医学．第 3 版．北京：科学技术文献出版社，1998:21.

[8] 杜慧芬．超声诊断胎儿足内翻畸形 [J/CD]．中华医学超声杂志：电子版，2008,5(4):657-659.

[9] 李正，王慧贞，击士俊．先天畸形学．北京：人民卫生出版社，2000.

[10] 严英榴，杨秀雄．产前超声诊断学．北京：人民卫生出版社，2012.

[11] 王海燕，杨艳红．基层医院提高胎儿畸形产前超声筛查阳性率的经验 [J/CD]．中华医学超声杂志：电子版，2011,8(1):187-193.

[12] 王海燕．超声诊断双胎联体儿一例 [J/CD]．中华医学超声杂志：电子版，2011,8(4):913.

[13] 李胜利主译．胎儿产前诊断教程．第 2 版．北京：人民军医出版社，2009:267-268.

[14] 李胜利，欧阳淑媛，陈琮瑛，等．连续顺序追踪超声法检测胎儿肢体畸形．中华妇产科杂志，2003,38(5):267-269.

[15] 李胜利．胎儿肢体畸形诊断思维方法及超声诊断 [J/CD]．中华医学超声杂志：电子版，2005,2(6):24-26.

[16] 郑远琴，姜川，匡能琼，等．超声对胎儿肢体畸形的诊断体会．重庆医学，2009,38(13):1696-1697.

[17] 高薪茹，周木兰，穆世刚，等．胎儿肢体畸形的超声诊断价值．中国超声诊断杂志，2005, 6(6):40-42.

[18] 刘延玲，熊鉴然．临床超声心动图学．第 2 版．北京：科学出版社，2007.

[19] 董凤群，赵真．先天性心脏病实用超声诊断学．第 2 版．北京：人民军医出版社，2011.

[20] 张桂珍，耿斌．实用胎儿超声心动图学．北京：中国医药科技出版社，2004.

[21] 陈卉品，李琦，吴青青．胎儿超声图解．北京：科学技术文献出版社，2009.

[22] 涂长玉，杨柳青．中晚期妊娠超声检查应该注意的问题．中国优生优育，2009, 15(3):47-49.

[23] 王海燕．产前超声诊断胎儿颅内肿瘤一例及文献复习 [J/CD]. 中华医学超声杂志：电子版，2012, 9(4):316-318.

[24] 贾立群，王晓曼．实用儿科腹部超声诊断学．北京：人民卫生出版社，2009.

[25] 黄澄如．实用小儿泌尿外科学．北京：人民卫生出版社，2006.

[26] 潘玉萍，蔡爱露，乔宠，等．超声检查中孕期胎儿颈后部皮肤皱褶增厚对筛查 21- 三体综合征的临床意义．中国医学影响技术，2010, 26(12):2334-2337.

[27] 牟奇彬，姜川，郑远琴．经阴道彩色多普勒超声诊断子宫切口妊娠在基层医院的应用价值 [J]. 影像技术，2016, 28(2):33-34, 32.

[28] 王丽，郭翠荣，胡媢婧，等．经腹、经阴道彩色多普勒超声和腔内探头经腹超声对剖宫产瘢痕妊娠的诊断价值 [J]. 中国中西医结合影像学杂志，2016, 14(2):215-217.

[29] Dario P , Paolo V .Ultrasound of congenital fetal anomalies differential diagnosis and prognostic indicators . Informa UK Ltd , 2007:103-111.

[30] Siddesh A, Gupta G, Sharan R, et al.Spectrum of prenatally detected central nervous system malformations:Neural tube defects continue to be the leading foetal malformation[J].Indian Journal of Medical Research, 2017, 145(4):471.

[31] 陈益明，卢莎，张闻，等．胎儿神经管畸形中孕期母血清 AFP 和游离
β-HCG 筛查结果分析 [J]. 中国公共卫生，2017, 10(45):1-3.

[32] 易艳，佟彤，刘涛，等．智能三维超声成像系统在获取胎儿颅脑正
中矢状面的临床应用研究 [J]. 中华超声影像学杂志，2016, 25(11):
953.

[33] 白彦，李春晖，贺立新．超声筛查孕 11 ～ 13+6 周胎儿颅脑畸形的现
状及意义 [J]. 中国医学影像技术，2016, 36(2):310.

[34] 刘文娟，张琼，曹霞．肠道病毒 EV71 感染致中枢神经系统损伤机制
及治疗研究进展 [J]. 成都医学院学报，2016, 11(2):257.

[35] 华方明，任苓，曾庆新，等．早孕期胎儿中枢神经系统畸形的超声影
像诊断 [J]. 中华超声影像学杂志，2017, 26(5):410.

[36] 郑明明，唐慧荣，张燕，等．早孕期系统胎儿超声结构筛查诊断胎儿
异常的价值 [J]. 中华围产医学杂志，2017, 20(3): 183.

[37] Rawlinson WD, Boppana SB, Fowler KB, 等．2017 国际孕妇及新生儿
先天性巨细胞病毒感染预防、诊断与治疗专家共识 [J]. 中华新生儿
科杂志（中英文）; 2018, 33(2):159-160.

[38] Baykaner M K, Ergun E, Cemil B，et a1 . A mature cystic teratoma in
pinela region mim icking parietal encephlaocele in a newborn . Childs
Nevr Syst, 2007, 23(5):573-576.

[39] Gianferrari EA, Benn PA, Dries L, et al. Absent or shortened nasal
bone length and the detection of Down syndrome in second trimester
fetuses Obstet Gynecol , 2007, 109(2 pt 1) :371-375.

[40] 张芳莲．中孕期规范化产前超声检查对诊断胎儿畸形的价值 [J]. 影
像研究与医学应用，2018, 2(14):166-168.

[41] 李霞，马向军．彩色多普勒超声诊断胎儿心脏畸形的临床价值分析
[J]. 医学影像学杂志，2018, 28(2):331-333.

[42] 李胜利．早孕期胎儿严重心脏畸形的产前筛查与咨询 [J]. 临床超声
医学杂志，2018, 20(1):1-4.

[43] Maiz N, Plasencia W, Dagklis T, et al.Ductus venosus Doppler in fetus-
es with cardiac defects and increased nuchal translucency thickness[J].
Ultrasound Obstet Gynecol, 2008, 31(3):256-260.

[44] 刘洁, 柴义青, 张坦. 早孕期胎儿颈部透明层厚度及静脉导管波形与先天性心脏畸形的关系 [J]. 中国临床医学影像杂志, 2012, 23(12): 897-898.

[45] Clur SA, Ottenkamp J, Bilardo CM.The nuchal translucency and the fetal heart:a literature review[J].Prenat Diagn, 2009, 29(8):739-748.